中医临床必读丛书

医贯

明·赵献可 著
郭君双 整理

人民卫生出版社

图书在版编目（CIP）数据

医贯/明·赵献可著　郭君双整理．—北京：人民卫生出版社，2005.5
（中医临床必读丛书）
ISBN 978-7-117-06726-3

Ⅰ.医…　Ⅱ.①赵…②郭…　Ⅲ.肾阳　Ⅳ.R223.1

中国版本图书馆 CIP 数据核字（2005）第 021620 号

门户网：www.pmph.com	出版物查询、网上书店
卫人网：www.ipmph.com	护士、医师、药师、中医师、卫生资格考试培训

中医临床必读丛书
医　贯

著　　者：明·赵献可
整　　理：郭君双
出版发行：人民卫生出版社（中继线 010-59780011）
地　　址：北京市朝阳区潘家园南里 19 号
邮　　编：100021
E - mail：pmph @ pmph.com
购书热线：010-59787592　010-59787584　010-65264830
印　　刷：北京铭成印刷有限公司
经　　销：新华书店
开　　本：850×1168　1/32　　**印张**：5.25
字　　数：96 千字
版　　次：2005 年 8 月第 1 版　2025 年 5 月第 1 版第 16 次印刷
标准书号：ISBN 978-7-117-06726-3/R·6727
定　　价：11.00 元
打击盗版举报电话：010-59787491　E-mail：WQ @ pmph.com
（凡属印装质量问题请与本社市场营销中心联系退换）

出版者的话

中医要发展创新，提高临床疗效是必由之路。而提高临床疗效的捷径，就是继承前人宝贵的诊疗理论和丰富的临床经验。古今大凡著名医家，无不是在熟读古籍，继承前人经验的基础上而成为一代宗师的。厚积薄发，由博返约，是读书成才的必然过程。步入 21 世纪，中医的发展与创新仍然离不开继承，而继承的第一步必须是熟读中医古籍，奠定基础。这好比万丈高楼，筑基必坚；参天大树，扎根必深。

为了在新世纪进一步发展中医，提高中医临床疗效水平，针对目前中医现状，国家中医药管理局启动了“优秀中医临床人才研修项目”。该计划首批精选培养名中医 200 名左右，期望在新世纪再培养一大批中医临床大家，为我国人民的医疗保健再做贡献。做临床，必读古籍；做名医，更需要熟悉古籍并能灵活应用。为了适应中医临床人才培养计划，我们从“优秀中医临床人才研修项目”必读书目中精选了中医各科必读的 20 种重点古籍，重加整理出版，编成《中医临床必读丛书》。本丛书所选精当，涵盖面广，多为历代医家推崇，尊为必读经典著作，在中医学发展的长河中，占有重要的学术地位。

本次整理突出了以下特点：①力求原文准确，每种医籍均由各科专家遴选精善底本，加以严谨校勘，为读者提供精确的原文。②原则上只收原文，不作校记和注释，旨在使读者在研习之中渐得旨趣，体悟真谛。③每书撰写了导读，介绍该书的作者生平、成书背景、学术特点，及对临床的指导意义以及如何学习运用等内容，提要钩玄，以启迪读者。为便于读者检索，书后附以索引。

期望本丛书的出版，能真正起到读古籍，筑根基，做临床，提疗效的作用，有助于中医临床人才的培养和成长，以推动我国中医药事业的发展与创新。

人民卫生出版社

2005年3月

序

中医药学是具有中国特色的生命科学，是科学与人文融合得比较好的学科，在人才培养方面，只要遵循中医药学自身发展的规律，只要把中医理论知识的深厚积淀与临床经验的活用有机的结合起来，就能培养出优秀的中医临床人才。

近百余年西学东渐，再加上当今市场经济价值取向的作用，使得一些中医师诊治疾病，常以西药打头阵，中药作陪衬，不论病情是否需要，一概是中药加西药。更有甚者不切脉、不辨证，凡遇炎症均以解毒消炎处理，如此失去了中医理论对诊疗实践的指导，则不可能培养出合格的中医临床人才。对此，中医学界许多有识之士颇感忧虑而痛心疾首。中医中药人才的培养，从国家社会的需求出发，应该在多种模式多个层面展开。当务之急是创造良好的育人环境。要倡导求真求异，学术民主的学风。国家中医药管理局设立了培育名医的研修项目，首先是参师襄诊，拜名师制订好读书计划，因人因材施教，务求实效。论其共性则需重视“悟性”的提高，医理与易理相通，重视易经相关理论的学习；还有文献学、逻辑学，生命科学原理与生物信息学等知识的学习运用。“悟性”主要体现在联系临床，提高思想思考思辩的能力，破解疑难病例获取疗效。再者是熟读一本临证案头书，研修项目精选的书目可以任选，作为读经典医籍研修晋阶保底的基本功。第二是诊疗环境，我建议城市与乡村、医院与诊所、病房与门诊可以兼顾，总以多临证多研讨为主。若参师三五位以上，年诊千例以上，必有上乘学问。第三是求真务实，“读经典做临床”关键在“做”字上苦下功夫，敢于置疑而后验证、诠释进而创新，诠证创新自然寓于继承之中。

中医治学当溯本求源，古为今用，继承是基础，创新是归宿，认真继承中医经典理论与临床诊疗经验，做到中医不能丢，进而才是中医现代化的实施。厚积薄发、厚今薄古为治学常理。所谓勤求古训、融汇新知，即是运用科学的临床思维方法，将理论与实践紧密联系，以显著的疗效、诠释、求证前贤的理论，寓继承之中求创新发展，从理论层面阐发古人前贤之未备，以推进中医学科的进步。

综观古往今来贤哲名医均是熟谙经典，勤于临证，发遑古义，创立新说者。通常所言的“学术思想”应是高层次的成就，是锲而不舍长期坚持“读经典做临床”在取得若干鲜活的诊疗经验的基础上，应是学术闪光点凝聚提炼出的精华。笔者以弘扬中医学学科的学术思想为己任而决不敢言自己有什么学术思想，因为学术思想一定要具备有创新思维与创新成果，当然是在继承为基础上的创新；学术思想必有理论内涵指导临床实践，能以提高防治水平；再者学术思想不应是一病一证一法一方的诊治经验与心得体会。如金元大家刘完素著有《素问玄机原病式》，自述“法之与术，悉出《内经》之玄机”，于刻苦钻研运气学说之后，倡“六气皆从火化”，阐发火热病证脉治，创立脏腑六气病机、玄府气液理论。其学术思想至今仍能指导温热、瘟疫的防治。SARS 流行时，运用玄府气液理论分析证候病机，确立治则治法，遣药组方获取疗效，应对突发公共卫生事件造福群众。毋庸置疑刘完素是“读经典做临床”的楷模，而学习历史，凡成中医大家名师者基本如此，即使当今名医具有卓越学术思想者，亦无例外，因为经典医籍所提供的科学原理至今仍是维护健康防治疾病的准则，至今仍葆其青春，因此“读经典做临床”具有重要的现实意义。

值得指出，培养临床中坚骨干人才，造就学科领军人物是当务之急。在需要强化“读经典做临床”的同时，以唯物主义史观学习易经易道易图，与文、史、哲，逻辑学交叉渗透融合，提高“悟性”指导诊疗工作。面对新世纪东学西渐是另一股潮流，国外学者研究老聃、孔丘、朱熹、沈括之学，以应对技术高速发展与理论相对滞后的矛盾日趋突出的现状。譬如老聃是中国宇宙论的开拓者，惠施则注重宇宙中一般事物的观察。他解释宇宙为总包一切之“大一”与极微无内之“小一”构成，大而无外小而无内，大一寓有小一，小一中又涵有大一，两者相兼容而为用。如此见解不仅对中医学术研究具有指导作用，对宏观生物学与分子生物学的链接，纳入到系统复杂科学的领域至关重要。近日有学者撰文讨论自我感受的主观症状对医学的贡献和医师参照的意义；有学者从分子水平寻求直接调节整体功能的物质，而突破靶细胞的发病机制；有医生运用助阳化气，通利小便的方药能同时改善胃肠症状治疗幽门螺旋杆菌引起的胃炎，还有医生使用中成药治疗老年良性前列腺增生，运用非线性方法，优化观察指标，不把增生前列腺的直径作为惟一的“金”指标，用综合量表评价疗效而获得认许，这就是中医的思维，要坚定地走中国人自己的路。

人民卫生出版社为了落实国家中医药管理局设立的培育名医的研修项目，把研修项目精选的20种古典医籍予以出版，为我们学习提供了便利条件，只要我们“博学之，审问之，慎思之，明辩之，笃行之”，就会学有所得、学有所长、学有所进、学有所成。治经典之学要落脚临床，实实在在去“做”，切忌坐而论道，应端正学风，尊重参师，教学相长，使自己成为中医界骨干人才。名医不是自封的，需要同行认可，而社会认可更为重要。让我们互相勉励，为中国中医名医战略实施取得实效多做有益的工作。

2005年7月5日

导读

明·赵献可《医贯》为医论性著作，是明代温补学派的代表作之一。该书对命门的阐释、对肾之水火的探究，丰富了明代温补学派的理论，也丰富了中医养生保健的理论内容。该书结合临床实际活用古方，辨析疑难病证的诊治，对发掘古方深义，提高临床疗效均具有重要的现实意义。

一、《医贯》与作者

《医贯》作者赵献可，字养葵，明末浙江鄞县人。因游辽东医巫闾山，遂自号医巫闾子。他熟谙《内经》、《难经》、《伤寒论》及金元医家诸说，对《易经》、《太极图说》亦有己见，并结合医理，阐释命门与肾间水火的辨证关系。其治学推崇明医家薛己，为温补学派代表人物之一。

《医贯》一书刊行于1617年。赵氏认为先天之火为立命之本，在仙炼之为“丹”，在释传之为“灯”，在儒明之为“德”，皆是此物，一以贯之，故书名《医贯》。此书在明末清初广为流传，对后世医家李中梓、吕留良、高鼓峰、冯楚瞻、陈士铎等人影响甚大。赵氏曾行医于山西、陕西、河北等地，疗效显著，人称“江湖刀圭状元”，故其书也有很多处方用药的经验之谈。

《医贯》六卷：卷一为“玄元肤论”，论《内经》十二官、阴阳、五行。卷二为“主客辨疑”，论中风、伤寒、温病、郁病，针砭时弊。卷三为“绛血丹书”，专论血证。卷四、五为“先天要论”，论常用温补方及18种病症治法。卷六为“后天要论”，从补中益气汤、伤饮食、中暑伤暑、湿、疟、痢疾六方面阐发了李东垣重视脾为后天之本的观点，并结合具体病证说明补脾与补肾的互动关系。

二、学术特点及意义

《医贯》一书，属于医家个人专著。全书以丰富的临床经验为基础，围绕命门学说这个中心，重点谈肾论治，紧密结合病证说理，深入浅出。由于该书重心在医论，因此其理论价值独特是该书一大特色。

1. 对“命门”、“相火”说颇有发挥

赵氏确立了肾命门水火理论，认为命门具有主宰先天之体，流行后天之用的作用。如卷一“十二官论”云：“命门君主之火，乃水中之火，相依而永不相离也”。赵氏以走马灯作比喻，认为舞者、飞者、走者，中间唯一火也。火旺则动速，火微则动缓，火熄则寂然不动。这一比喻形象而生动地说明火在人的生命现象中的重要作用。赵氏又据太极图所示十四椎处为两肾所寄，左为阴水，右为阳水，中间为命门所居之宫，即太极图之白圈，右小白窍即相火，左小黑窍为真水。此说为后世数百年命门位置长期争论之滥觞。

“相火”最早是运气学说中的一个术语。但赵氏将其移植到人体生理病理学说之中，认为相火是无形之火，与有形之水无对应关系，只能以桂附八味温补天真之火，六味补天真之水，方可既济。若能节饮食、节欲望，安静守正，就可使相火自伏。赵氏的这些观点，也成为中医养生保健的重要内容。

2. 开创五行水火理论，丰富临证治则

赵氏在“五行论”中，以自然之五行相生、相克、相成、胜复规律，解释脏腑之间的内在联系，并以指导临证的治疗原则。但他

的某些原则不同于常规的水克火、金生水、土克水、木克土，而是另辟蹊径，倡导水养火、水生金、水中补土、升木以培土等，均以保肾护脾为宗旨。赵氏用五行论治理论引入了命门水火的概念，升华了五行论治理论的高度，开阔了论治方法上的思路。因此，在当代中医治则研究中，应根据赵氏的某些理论，重新审视阴阳五行理论运用范围和价值。

3. 注重临证，精审病机，简约方药

该书除《内经》十二官外，论述中无不以医案论机理、论治疗。对常见的伤寒、温病、中风、血证、水肿、消渴、中暑、郁病、二便病及五官病等30余种疾病，进行了精审病机、简约方药的论述。如血证的认识，认为血之水随火而行，故其色独红。肾中之真水干则真火炎，真火衰则真水盛，须以八味、六味从肾论治的治本之法。其选用方药以归脾汤为三经（心、脾、肝）主方；中风以补虚为治，补肝肾或补脾肺，方用六味、八味，或六君子、十全大补汤补之。反对过用搜风顺气及清气化痰之品；郁证以木郁为主要机理，用逍遥散为主方；消渴病机为肾虚，故从肾论治，方用八味丸、六味丸加减；咽喉病从肺胃肾论治，实证用荆防败毒散或防风通圣散为主方。虚证用麦味地黄汤或八味肾气丸大剂煎服，急症用独参汤。

《医贯》所及方剂60余首，但重点是八味丸、六味丸、逍遥散、补中益气丸四大方剂的临证应用及加减变化。文中以八味丸、六味丸、补中益气汤为论题，从主治病证、方药组成、用法、到加减应用，逐一分析，并述以历代名家之言，有似吴昆《医方考》，但其论述更贴近临床实用。如用逍遥散治疗郁病，其用药机理分析紧贴病机，较丹溪之越鞠丸更合理。

赵氏精审病机，简约方药的思路，为临证工作掌握同病异治与异病同治的原则，探讨古方新用，提供了很好的借鉴。

三、如何阅读应用《医贯》

学习《医贯》这部书，有二部分内容需要掌握：

1. 基础理论方面

重点是了解该书对命门水火理论的阐发。赵氏论述命门的位置，有他自己的立论依据。他根据《铜人》背部命门穴的位置，借用《易经》中卦象来说明它们之间的对应关系。此外，赵氏还依据周敦颐《太极图说》，多引阴阳八卦等内容。这类论述方法对现代读者来说，可能过于玄妙。但现代学者阅读此书，关键是掌握赵氏命门医学理论指导临床诊治的意义。例如赵氏认为不可伤伐命门之水火，它是人生命的根本，与肾同处于有机的整体，故为先天之本，立命之根。只有理解了他的这一学说核心，才能更好地学习赵氏在临床辨证用药方面的许多个人的独特心得。

在学习《医贯》中，建议读者还应结合中医基础理论有关肾与诸脏腑的关系，体会赵氏之论的道理所在，深化对命门的认识。赵氏对补中益气也有比较中肯的论述。他认为脾乃后天之本，必赖先天之气而行，故用升麻、柴胡升发先天之气。为了理解赵氏的理论，建议必要时参阅温补学派代表作（如张介宾《类经图翼》、李中梓《医宗必读》、孙一奎《医旨绪余》等）的相关论述。

在基础理论方面，建议重点阅读如下章节：卷一，《内经》十二官论、五行论。卷二，郁病论。卷三，血症论。卷四，八味丸、六味丸、水火论、相火龙雷论。卷六，补中益气汤论。

2. 重要方剂的应用

该书主要有四大方剂：八味丸、六味丸、补中益气丸、逍遥丸。其中又以八味、六味为核心，旨在“益火之源，以消阴翳，壮水之主，以镇阳光”。赵氏对四大方剂中配伍理论及原则，为后世方家所重视，如李飞主编《中医历代方论论精选》、赵存义《中医古方名考》等书，均有所引用。学习《医贯》对上述四大方的论述，并非排斥其它方剂应用。该书紧紧围绕人的生命现象作文章，对先天之本的肾命门，后天之本的脾胃予以关注，同时又有相应的治法方药来印证其实用价值，所以值得学者予以关注。

上述二方面内容的掌握，需要结合历代医家的相关论述，综合分析赵氏的观点，发掘有价值的医论，从而加深我们对温补派理论的认识。诚然，《医贯》是一部很有特点但也有颇多争议的书。其文辞及逻辑用今天的眼光来看，某些地方不免有欠顺畅连贯，引用文献不够准确，加之历史的局限，故而也引起后世的批评。如徐大椿《医贯砭》、何梦瑶《医碥》等书，对该书命门为君火的假说进行了尖锐的批评。又如书中若干观点与同期医家有暗合之处，关于刊刻内容的真实性等方面还存在诸多问题，都将有待读者阅读分析后作出评价。

郭君双

2005 年 3 月

整理说明

本次整理的《医贯》，是在三多斋本的基础上，参阅步月楼《吕评医贯》本、宝旭斋本、清刻本等多种版本，针对原文中字句的衍、脱、误、倒，正文与注文混淆等方面，予以改正。我们的整理工作力图保持该书风貌，并向读者提供可顺畅阅读的最佳版本。

该书版本状况：据《联目》所示共26种版本，可分为二种系统：一为薛三省《医贯》刻本：包括张起鹏本、清顺治本、宝旭斋本、三多斋等刊本。一为《吕评医贯》步月楼刻本：包括年代不详的清刻本、徐大椿《医贯砭》引文内容等刊本。

二种版本的特点：①薛刻本：此种刻本，卷首有薛三省的"医巫闾子医贯序"一篇，每卷首有"薛三才订正"字样。二薛为兄弟，均是万历进士，因忤魏忠贤落职，崇祯时起用而不赴。序文落款无时间，但据薛三省的官置，应在万历年间为是。此本基本叙述赵献可原有的观点，以引文为论据，夹叙夹议说明赵氏的观点，或穿插引文之中，或方论后附赵氏议论。由于翻刻较多，其中有后世注文掺入现象，需注意区别。②吕评本：吕晚村，即吕留良，系明末清初逸士，通晓《易经》，对程朱理学有所发明。吕氏与医家高鼓峰交好，重视《医贯》的医学价值，故予点评之。后因其著作有民族情绪，不仕清廷，在雍正时期因曾静文评狱案所牵，其著述尽毁。医书《吕评医贯》也受其影响，故少为流传。吕氏对《医贯》进行全文评注，文字增加为原书三倍。版本价值在于，注文层次清楚，大字注文一律低两字，明显地区别于正文。原书的小字注文以[本注]阴文区别吕评夹注。其中对赵献可观点有褒有贬，详列书证，开阔视野，便于理解医理。特别是赵氏将《易经》太极八卦与阴阳五行的哲学观，运用于人体命门说、先天后天说，文字简涩不易理解，通过吕评使赵氏的水火理论阐发的透彻完善，读者更易接受。清代医家徐大椿著《医贯砭》则采用了《吕评医贯》本，有些是套用吕氏的观点。此版本系统对研究赵献可学术特征，全面客观评价《医贯》的医学地位，有重要的参考价值。

具体处理如下：

(1)按照国家规定的简化字排印。

(2)原文按现行标点符号句逗。

(3)明显误字径改，或据其他版本改。如：大-太、令-今、干-乾、曰-日等。

(4)字句衍、脱、倒者，予版本校出改正。如：主为-为主、水与火对名(脱“名”)、“亦原具有太极之形”(衍“原”)、三多斋本卷二脱方1首“华佗救阳散方”计55字、卷三桃仁承气汤脱药物组成5味，计10字等处，本次据宝旭堂本、吕评本予以删补。

(5)保留早期注文，以楷体字区别正文。小号字为原文中的夹注内容，仍保留。

(6)文中三级标题，不上目录，以黑体显示。如卷一五行论下“论五行各有五”、卷二伤寒论下“论阴阳毒”、中风论下“厥”，以及各卷的方剂附录。

由于我们水平所限，眼力有不及之处，文中存在的错误，希望广大读者批评指正。

郭君双

2005年3月

医巫闾子医贯序

凡人有所以生，而非形也。形有所以促，而非病也。病有所以治，而非药石也。中医以药石治病，上医借药石以治生。病病者不受不生，惟生生者病而生危，甚则促，故欲治生者原生。夫人何以生？生于火也。三统之说，人生于寅，寅生火也。火，阳之体也。造化以阳为生之根，人生以火为生之门。儒者曰：天开于子，水为元。医者曰：人生于水，肾为元。孰知子为阳初也？又孰知肾为火藏也？阴生于阳，故水与火为对名；然而火不与水为对体，其与水对者，后天之火，离火也；其不与水为对者，先天之火，乾火也；夫乾，阳之纯也。夫阳，火之主也。夫水，火之原也。后天之火有形，而先天者无形。有形之火，水之所克。无形之火，水之所生。今夫艾台见日而火，方诸见月而水，此水火之大分也。然取水者，迎月之光，而不迎其魄何也？魄阴也，而光借于日则阳也，水不生于水，而生于火明矣。是故土蒸而润，肤燠而泽，酿醅而溢，釜炊而汗，丹砂硫黄之所韫而汤也，汇为温泉出焉。水之生于火也，益信。火生乎水，亦还藏于水也，其象在坎，一阳陷于二阴之中，而命门立焉。盖火也而肾水寄之矣。其生乎水也，其象在乾，纯阳立于杂卦之先，左旋而坎水出焉，右旋而兑水纳焉。盖水也而阴阳之火，则分而寄之矣，此所谓后天中之先天也。有气而未始有形也，无形之火以阳生。阳寄位于心则为君，神明以官。譬若火之光，以阳生阴。寄运于三焦则为相，腑脏以充。譬若火之焰，君火在上，而相火巽乎水而上行。譬若辘轳之转而未始停也。水乃升而火降，所谓既济者也。如是则生全，不则其生非者。反以克木，水为火所克，则水竭而无所与藏，还以自克而生害，故养生莫先于养火。医巫闾子曰：余所重先天之火者，非第火也，人之所以立命也。仙炼之为丹，释传之为灯，儒明之为德者，皆是物也。一以贯之也，故命其名曰医贯。其说具载于书，余不论。论其原生之大指若此。医巫闾子姓赵氏，名献可。别号养葵。其为今称，盖有逃名之意焉，且以书成于幽州。若曰：藏诸山以俟其人。刻而行之者，家伯兄司马公也。

赐进士第奉训大夫右春坊
右谕德兼翰林院侍讲撰述
诰敕东宫日讲官甬东友人
薛三省拜撰

目录

卷之一 玄元肤论

内经十二官论

心者，君主之官也，神明出焉。肺者，相傅之官，治节出焉。肝者，将军之官，谋虑出焉。胆者，中正之官，决断出焉。膻中者，臣使之官，喜乐出焉。脾胃者，仓廪之官，五味出焉。大肠者，传道之官，变化出焉。小肠者，受盛之官，化物出焉。肾者，作强之官，伎巧出焉。三焦者，决渎之官，水道出焉。膀胱者，州都之官，津液藏焉，气化则能出矣。凡此十二官者，不得相失也，故主明则下安。以此养生则寿，殁世不殆，以为天下则大昌。主不明则十二官危，使道闭塞而不通，形乃大伤，以此养生则殃。以为天下者，其宗大危，戒之戒之。至道在微，变化无穷，孰知其原，窘乎哉？消者瞿瞿，孰知其要？闵闵之当，孰者为良？恍惚之数，生于毫厘，毫厘之数，起于度量，千之万之，可以益大，推之大之，其形乃制。

此《内经》文。

玩《内经》注文，即以心为主。愚谓：人身别有一主非心也。谓之君主之官，当与十二官平等，不得独尊心之官为主。若以心之官为主，则下文“主不明则十二官危”，当云十一官矣。此理甚明，何注《内经》者昧此耶？盖此一主者，气血之根，生死之关，十二经之纲维，医不达此，医云乎哉？

或问：心既非主，而君主又是一身之要，然则主果何物耶？何形耶？何处安顿耶？余曰：悉乎问也。若有物可指，有形可见，人皆得而知之矣，惟其无形与无物也。故自古圣贤，因心立论，而卒不能直指其实。孔门之一贯，上继精一执中之统，惟曾子子贡得其传。然而二子俱以心悟，而非言传也。若以言传，当时门人之所共闻，不应复有何谓之问也。后来子思衍其传而作《中庸》。天命之性，以中为大本，而终于无声无臭。孟子说不动心有道，而根于浩然之气。及问浩然之气，而又曰难言也。老氏《道德经》云：谷神不死，是为玄牝之门，造化之根。又曰：恍恍惚惚，其中有物。佛氏《心经》云：空中无色，无受想形识，无眼耳鼻舌身意。又曰：万法归一，一归何处？夫一也、中也、性也、浩然也、玄牝也、空中也，皆虚名也，不得已而强名之也。立言之士，皆可以虚名著论，至于行医济世，将以何味的为君主之药，而可以纲维一身之疾病耶？余一日遇一高僧问之：自心是佛，佛在胸中也。僧曰：非也。在胸中者是肉团心，有一真如心是佛。又问僧曰：真如心有何形状？僧曰：无形。余又问：在何处安寄？僧曰：想在下边。余曰：此可几于道矣。因与谈《内经》诸书及铜人图，豁然超悟，唯唯而退。今将十二经形景图，逐一申示，俾学者按图考索，据有形之中，以求无形之妙，自得之矣。特撰形景图说于后。

脏腑内景，各有区别：咽喉二窍，同出一脘，异途施化。喉在前主出，咽在后主吞。喉系坚空，连接肺本，为气息之路。呼吸出入，下通心肝之窍，以激诸脉之行，气之要道也。咽系柔空，下接胃本，为饮食之路。水谷同下，并归胃中，乃粮运之关津也。二道并行，各不相犯。盖饮食必历气口而下，气口有一会厌，当饮食方咽，会厌即垂，厥口乃闭，故水谷下咽，了不犯喉。言语呼吸，则会厌开张，当食言语，则水谷乘气，送入喉脘，遂呛而咳矣。喉下为肺，两叶白莹，谓之华盖，以覆诸脏，虚如蜂窠，下无透窍，故吸之则满，呼之则虚。一吸一呼，本之有源，无有穷也。乃清浊之交运，人身之橐籥。肺之下为心，心有系络，上系于肺。肺受清气，下乃灌注。其象尖长而圆，其色赤，其中窍数多寡各异，迥不相同。上通于舌，下无透窍。心之下有心包络，即膻中也。象如仰盂，心即居于其中，九重端拱，寂然不动。凡脾、胃、肝、胆、两肾、膀胱，各有一系，系于包络之旁，以通于心。此间有宗气，积于胸中，出于喉咙，以贯心脉而行呼吸，即如雾者是也。如外邪干犯，则犯包络。心不能犯，犯心即死矣。此下有膈膜，与脊胁周回相著，遮蔽浊气，使不得上熏心肺。膈膜之下有肝，肝有独叶者，有二三叶者，其系亦上络于心包，为血之海，上通于目。下亦无窍，肝短，叶中有胆附焉。胆有汁，藏而不写，此喉之一窍也。施气运化，熏蒸流行，以成脉络者如此。咽至胃，长一尺六寸，通谓之咽门。咽下是膈膜，膈膜之下，有胃盛受饮食而腐熟之。其左有脾，与胃同膜而附其上，其色如马肝赤紫，其形如刀镰，闻声则动，动则磨胃，食乃消化。胃之左有小肠，后附脊膂，左环回周迭积。其注于回肠者，外附脐上，共盘十六曲。右有大肠，即回肠，当脐左回周迭积而下，亦盘十六曲。广肠附脊，以受回肠，左环迭积，下辟乃出滓秽之路。广肠左侧为膀胱，乃津液之府，五味入胃，其津液上升，精者化为血脉，以成骨髓。津液之余，流入下部，得三焦之气施化，小肠渗出，膀胱渗入，而溲便注泄矣。凡胃中腐熟水谷，其精气自胃口之上口曰贲门，传于肺，肺播于诸脉。其滓秽自胃之下口曰幽门，传于小肠。至小肠下口曰阑门，泌别其汁。清者渗出小肠，而渗入膀胱。滓秽之物，则转入大肠。膀胱赤白莹净，上无所入之窍，止有下口，全假三焦之气化施行。气不能化，则闭格不通而为病矣。此咽之一窍，资生气血，转化糟粕，而出入如此。三焦者，上焦如雾，中焦如沤，下焦如渎，有名无形，主持诸气，以象三才。故呼吸升降，水谷腐熟，皆待此通达，与命门相为表里。上焦出于胃口，并咽以上贯膈而布胸中走腋，循太阴之分，而行传胃中谷味之精气于肺，肺播于诸脉，即膻中气海所留宗气是也。中焦在中脘，不上不下，主腐熟水谷，泌糟粕，蒸津液，化其精微，上注于肺脉，乃化为血液，以奉生身。莫贵于此，即肾中动气，非有非无，如浪花泡影是也。下焦如渎，其气起于胃下脘，别回肠注于膀胱，主出而不纳，即州都之官，气化则能出者，下焦化之也。肾有二，精所舍也。生于脊膂十四椎下，两旁各一寸五分，形如豇豆，相并而曲附于脊外，有黄脂包裹，里白外黑，各有带二条，上条系于心包，下条过屏翳穴后趋脊骨。两肾俱属水，但一边属阴，一边属阳，越人谓：左为肾，右为命门。非也。命门即在两肾各一寸五分之间，当一身之中。《易》所谓一阳陷于二阴之中。《内经》曰：七节之旁，有小心是也。名曰命门，是为真君真主，乃一身之太极，无形可见，两肾之中，是其安宅也。其右旁有一小窍，即三焦。三焦者，是其臣使之官，禀命而行，周流于五脏六腑之间而不息，名曰相火。相火者，言如天君无为而治，宰相代天行化。此先天无形之火，与后天有形之心火不同。其左旁有一小窍，乃真阴，真水气也，亦无形。上行夹脊，至脑中为髓海，泌其津液，注之于脉，以荣四肢，内注五脏六腑，以应刻数，亦随相火而潜行于周身，与两肾所主后天有形之水不同。但命门无形之火，在两肾有形之中，为黄庭。故曰五脏之真，惟肾为根。褚齐贤云：人之初生受胎，始于任之兆，惟命门先具。有命门，然后生心。心生血，有心然后生肺。肺生皮毛，有肺然后生肾。肾生骨髓，有肾则与命门合，二数备，是以肾有两歧也。可见命门为十二经之主。肾无此，则无以作强，而技巧不出矣。膀胱无此，则三焦之气不化，而水道不行矣。脾胃无此，则不能蒸腐水谷，而五味不出矣。肝胆无此，则将军无决断，而谋虑不出矣。大小肠无此，则变化不行，而二便闭矣。心无此，则神明昏，而万事不能应矣。正所谓“主不明则十二官危”也。余有一譬焉，譬之元宵之鳌山走马灯，拜者、舞者、飞者、走者，无一不具，其中间惟是一火耳。火旺则动速，火微则动缓，火熄则寂然不动。而拜者舞者飞者走者，躯壳未尝不存也，故曰汝身非汝所有，是天地之委形也。余所以谆谆必欲明此论者，欲世之养身者，治病者，的以命门为君主，而加意于火之一字。夫既曰立命之门，火乃人身之至宝，何世之养身者，不知保养节欲，而日夜戕贼此火？既病矣，治病者不知温养此火，而日用寒凉，以直灭此火，焉望其有生气耶。经曰：主不明则十二官危，以此养生则殃，戒之戒之。余今直指其归元之路而明示之。命门君主之火，乃水中之火，相依而永不相离也。火之有余，缘真水之不足也，毫不敢去火，只补水以配火。壮水之主，以镇阳光。火之不足，因见水之有余也，亦不必泻水，就于水中补火，益火之原，以消阴翳。所谓原与主者，皆属先天无形之妙，非曰：心为火而其原在肝，肾为水而其主属肺。盖心脾肾肝肺，皆后天有形之物也。须有无形之火，配无形之水，直探其君主之穴宅而求之，是为同气相求，斯易以入也。所谓知其要者，一言而终也。若夫风寒暑湿燥火之入于人身，此客气也，非主气也。主气固，客气不能入。今之谈医者，徒知客者除之，漫不加意于主气何哉。纵有言固主气者，专以脾胃为一身之主，焉知坤土是离火所生，而艮土又属坎水所生耶？明乎此，不特医学之渊源有自，而圣贤道统之传，亦自此不昧。而所谓一贯也，浩然也，明德也，玄牝也，空中也，太极也，同此一火而已。为圣为贤，为佛为仙，不过克全此火而归之耳。小子兹论，阐千古之未明，慎勿以为迂。

系辞曰：《易》有太极，是生两仪。周子惧人之不明，而制为太极图。无极而太极。无极者，未分之太极。太极者，已分之阴阳也。一中分太极，中字之象形，正太极之形也。一即伏羲之奇一而圆之，即是无极，既曰先天太极，天尚未生，尽属无形。何为伏羲画一奇，周子画一圈，又涉形迹矣？曰：此不得已而开示后学之意也。夫人受天地之中以生，亦具有太极之形，在人身之中。非按形考索，不能穷其奥也。

余因按古铜人图，画一形象，而人身太极之妙，显然可见。是岂好事哉？亦不得已也。试即命门言之。

形象图

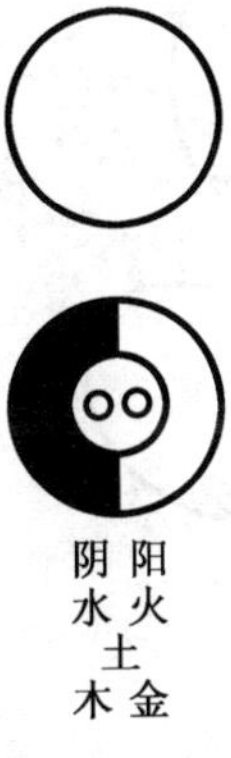

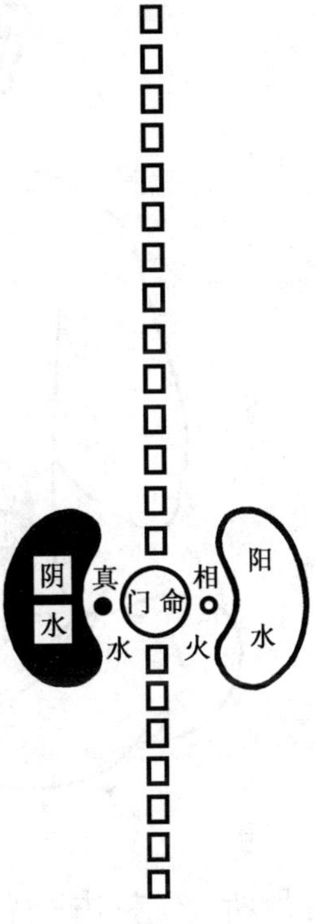

两肾俱属水，左为阴水，右为阳水。以右为命门非也，命门在两肾中。命门左边小黑圈是真水之穴，命门右边小白圈是相火之穴。此一水一火俱无形，日夜潜行不息。两肾在人身中合成一太极，自上数下十四节，自下数上七节。

命门在人身之中，对脐附脊骨。自上数下，则为十四椎，自下数上，则为七椎。《内经》曰：七节之旁，有小心。

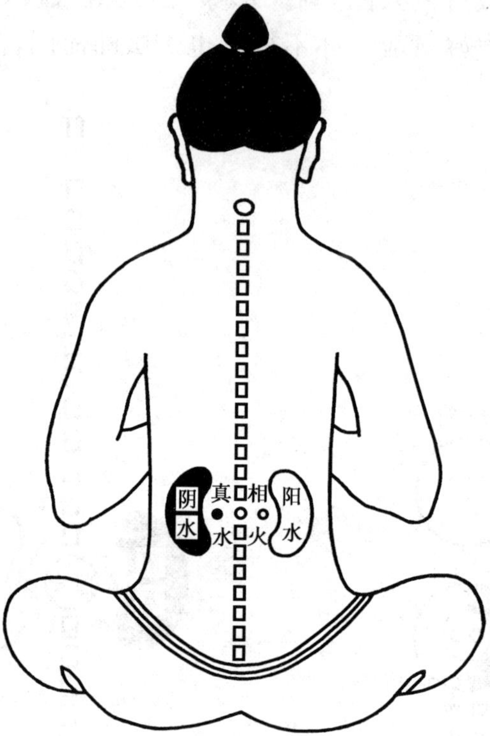

此处两肾所寄，左边一肾，属阴水。右边一肾，属阳水。各开一寸五分，中间是命门所居之宫，即太极图中之白圈也。其右旁一小白窍，即相火也。其左旁之小黑窍，即天一之真水也。此一水一火，俱属无形之气。相火禀命于命门，真水又随相火，自寅至申，行阳二十五度。自酉至丑，行阴二十五度。日夜周流于五脏六腑之间。滞则病，息则死矣。人生男女交媾之时，先有火会，而后精聚。故曰火在水之先，人生先生命门火。此褚齐贤之言也，发前人之所未发。世谓父精母血，非也。男女俱以火为先，男女俱有精，但男子阳中有阴，以火为主。女子阴中有阳，以精为主，谓阴精阳气则可。男女合，此二气交聚，然后成形，成形俱属后天矣。后天百骸俱备，若无一点先天火气，尽属死灰矣。故曰主不明，则十二官危。

或又问曰：如上所言，心为无用之物耶？古之圣贤，未有不以正心、养心、尽心为训，而先生独饮外心以言道，恐心外之道，非至道也。余曰：子细玩经文，自得之矣。经曰：神明出焉。则所系亦重矣，岂为无用哉？盍不观之朝廷乎？皇极殿，是王者向明出治之所也。乾清宫，是王者向晦晏息之所也。指皇极殿而即谓之君身可乎？盖元阳君主之所以为应事接物之用者，皆从心上起经纶，故以心为主。至于栖真养息，而为生生化化之根者，独藏于两肾之中，故尤重于肾。其实非肾而亦非心也。

阴阳论

阴阳之理，变化无穷，不可尽述，姑举其要者言之。夫言阴阳者，或指天地，或指气血，或指乾坤，此对待之体。其实阳统乎阴，天包乎地，血随乎气。故圣人作《易》，于乾则曰大哉乾元，乃统天。于坤则曰至哉坤元，乃顺承天。古人善体《易》义，治血必先理气，血脱益气，故有补血不用四物汤之论。如血虚发热，立补血汤一方，以黄芪一两为君，当归四钱为臣，气药多而血药少，使阳生阴长。又如失血暴甚欲绝者，以独参汤一两顿煎服，纯用气药。斯时也，有形之血，不能速生，几微之气，所当急固，使无形生出有形。盖阴阳之妙，原根于无也。故曰无名天地之始，生死消长，阴阳之常度，岂人所能损益哉！圣人裁成天地之化，辅相天地之宜。每寓扶阳抑阴之微权，方复而先忧七日之来，未济而预有衣袽之备，防未然而治未病也。然生而老，老而病，病而死，人所不能免。但其间有寿夭长短之差，此岐黄之道所由始。神农尝药，按阴阳而分寒热温凉，辛甘酸苦咸之辨。凡辛甘者属阳，温热者属阳。寒凉者属阴，酸苦者属阴。阳主生，阴主杀。司命者，欲人远杀而就生。甘温者用之，辛热者用之，使共跻乎春风生长之域。一应苦寒者，俱不用。不特苦寒不用，至于凉者亦少用。盖凉者秋气也，万物逢秋风不长矣。或时当夏令，暑邪侵入，或过食炙煿辛热而成疾者，暂以苦寒一用，中病即止，终非济生之品。世之惯用寒凉者，闻余言而怪矣！幸思而试之，其利溥哉！若夫尊生之士，不须服食、不须导引、不须吐纳，能大明生死，几于道矣。生之门，死之户，不生则不死。上根顿悟无生，其次莫若寡欲，未必长生，亦可却病。反而求之，人之死，由于生，人之病，由于欲。上工治未病，下工治已病。已病矣，绎其致病之根，由于不谨。急远房帏，绝嗜欲，庶几得之。世人服食以图长生惑矣，甚者日服补药，以资纵欲，则惑之甚也。

天上地下，阴阳之定位。然地之气每交于上，天之气每交于下，故地天为泰，天地为否。圣人参赞天地，有转否为泰之道。如阳气下陷者，用味薄气轻之品，若柴胡、升麻之类，举而扬之，使地道左旋，而升于九天之上。阴气不降者，用感秋气肃杀为主，若瞿麦、扁蓄之类，抑而降之，使天道右迁而入于九地之下。此东垣补中益气汤，万世无穷之利，不必降也，升清浊自降矣。

春秋昼夜，阴阳之门户。一岁春夏为阳，秋冬为阴。一月朔后为阳，望后为阴。一日昼为阳，夜为阴。又按十二时而分五脏之阴阳，医者全凭此，以明得病之根原，而施治疗之方术。

春夏秋冬，非今行夏之时，当依周正建子。冬至一阳生，夏至一阴生，此二至最为紧要。至者极也，阴极生阳，绝处逢生，自无而有。阳极生阴，从有而无，阳变阴化之不同也。若春分秋分，不过从其中平分之耳。然其尤重者，独在冬至。故《易》曰：先王以至日闭关。闭关二字，须看得广。观《月令》云：是月斋戒掩身，以待阴阳之所定，则不止关市之门矣。

或问：冬至一阳生，当渐向暖和，何为腊月大寒，冰雪反盛？夏至一阴生，当渐向清凉，何为三伏溽暑，酷热反炽？亦有说乎？曰：此将来者进，成功者退。隐微之际，未易以明也。盖阳复于下，逼阴于上。井水气蒸，而坚冰至也。阴盛于下，逼阳于上。井水寒，而雷电合也。今人病面红口渴，烦燥喘咳者，谁不曰火盛之极，抑孰知其为肾中阴寒所逼乎？以寒凉之药进而毙者，吾不知其几矣！冤哉，冤哉！

朔望分阴阳者，初一日为死魄，阴极阳生。初三日而朏，十三日而几望，十五则盈矣。渐至二十已后，月廓空虚，海水东流，人身气血亦随之。女人之经水，期月而满，满则溢，阴极而少阳生，始能受孕，故望以前属阳。

阳病则昼重而夜轻，阳气与病气交旺也。阴病则昼轻而夜重，阴气与病气交旺也。若夫阳虚病则昼轻，阴虚病则夜轻，阴阳各归其分也。治之者既定其时，以证其病。若未发之时，当迎而夺之。如孙子之用兵，在山谷则塞渊泉，在水陆则把渡口。若正发之时，当避其锐锋。若势已杀，当击其惰归，恐旷日迟久，反生他患也。至于或昼或夜，时作时止，不时而动，是纯虚之证。又不拘于昼夜之定候，当广服补药，以养其正。如在平川广漠，当清野千里。又以十二时，分配五脏六腑，自子至午，行阳之分；自午至亥，行阴之分。仲景云：少阴之病欲解时，从子至寅。乘此阳道方亨之时而投之，药易以入。故仲景《伤寒论》中，逐时分治，不可不考。

年月日时，皆当各分阴阳，此其大略也。独甲子运气，《内经》虽备言之，往往不验。当时大挠作甲子，即以本年、本月、本日、本时为始，统纪其数如此，未必能直推至上古。甲子年、甲子月、日时为历元也。《内经》特明气运有如许之异，民病亦有如许之别如此。读《内经》者，不可执泥。譬如大明统历，选择已定，可信乎？不可信乎？

阳一而实，阴二而虚。盖阴之二，从阳一所分。故日秉全体，月有盈亏。人之初生，纯阳无阴，赖其母厥阴乳哺，而阴始生。是以男子至二八，而精始通，六十四而精已绝。女子至二七，而经始行，四十九而经已绝。人身之阴，止供三十年之受用，可见阳常有余，阴常不足。况嗜欲者多，节欲者少，故自幼至老，补阴之功，一日不可缺。此阴字指阴精而言，不是泛言阴血。今之以四物汤补阴者误也。王节斋云：水虚成病者，十之八九；火虚成病者，十之一二，微得其意矣。褚侍中云：男子阴已耗，而思色以降其精，则精不出而内败，小便道涩如淋，阳已痿而复竭之，则大小便牵痛，愈痛则愈便，愈便则愈痛。玩褚王二公之言，阴中有水有火，水虚者固多，火衰者亦不少。未有精泄已虚，而元阳能独全者。况阴阳互为其根，议补阴者，须以阳为主，盖无阳则阴无以生也。

男子抱阳而负阴，女子抱阴而负阳。人身劈中分阴阳左右，男子右属火而为气，左属水而为血。女子右属水，而左属火。凡人半肢风者，男子多患左，女子多患右，岂非水不能营耶？

此皆泛言阴阳之理，有根阴根阳之妙。不穷其根，阴阳或几乎息矣。谈阴阳者，俱曰：气血是矣。讵知火为阳气之根，水为阴血之根。盍观之天地间，日为火之精，故气随之；月为水之精，故潮随之。然此阴阳水火，又同出一根，朝朝禀行，夜夜复命，周流而不息，相偶而不离。惟其同出一根，而不相离也。故阴阳又各互为其根，阳根于阴，阴根于阳，无阳则阴无以生，无阴则阳无以化。从阳而引阴，从阴而引阳，各求其属而穷其根也。世人但知气血为阴阳，而不知水火为阴阳之根。能知水火为阴阳，而误认心肾为水火之真，此道之所以不明不行也。试观之天上，金木水火土五星见在，而日月二曜，所以照临于天地间者，非真阴真阳乎？人身心肝脾肺肾五行俱存，而所以运行于五脏六腑之间者，何物乎？有无形之相火行阳二十五度，无形之肾水行阴二十五度，而其根则原于先天太极之真，此所以为真也。一属有形，俱为后天，而非真矣，非根矣。谓之根，如木之根，而枝叶所由以生者也。

既有真阴真阳，何谓假阴假阳？曰：此似是而非，多以误人，不可不知。如人大热发燥，口渴舌燥，非阳证乎？余视其面色赤，此戴阳也。切其脉，尺弱而无力，寸关豁大而无伦，此系阴盛于下，逼阳于上，假阳之证。余以假寒之药，从其性而折之，顷刻平矣。如人恶寒，身不离复衣，手足厥冷，非阴证乎？余视其面色滞，切其脉涩，按之细数而有力。此系假寒之证，寒在皮肤，热在骨髓。余以辛凉之剂，温而行之，一汗而愈。凡此皆因真气之不固，故假者得以乱其真。假阳者，不足而示之有余也。假阴者，有余而示之不足也。既已识其假矣，而无术以投其所欲，彼亦捍格而不入。经曰：伏其所主，而先其所因。其始则异，其终则同，可使去邪，而归于正矣。

有偏阴偏阳者，此气禀也。太阳之人，虽冬月身不须绵，口常饮水，色欲无度，大便数日一行，芩、连、栀、柏、大黄、芒消，恬不知怪。太阴之人，虽暑月不离复衣，食饮稍凉，便觉腹痛泄泻，参术姜桂，时不绝口，一有欲事，呻吟不已。此两等人者，各禀阴阳之一偏者也。与之谈医，各执其性之一偏，而目为全体，常试而漫为之。虽与之言，必不见信。是则偏之为害，而误人多矣。今之为医者，鉴其偏之弊，而制为不寒不热之方，举世宗之，以为医中王道。岂知人之受病，以偏得之。感于寒则偏于寒，感于热则偏于热，以不寒不热之剂投之，何以补其偏而救其弊哉！故以寒治热，以热治寒，此方士之绳墨也。然而苦寒频进，而积热弥炽。辛热比年，而沉寒益滋者，何耶？此不知阴阳之属也。经曰：诸寒之而热者取之阴，诸热之而寒者取之阳，所谓求其属也。斯理也，惟王太仆能穷之，注云：寒之不寒，是无水也。热之不热，是无火也。无水者，壮水之主，以镇阳光。无火者，益火之原，以消阴翳。启玄达至理于绳墨之外，而开万世医学之源也。

阴阳者虚名也，水火者实体也。寒热者，天下之淫气也。水火者，人之真元也。淫气凑疾，可以寒热药施之。真元致病，即以水火之真调之。然不求其属，投之不入。先天水火，原属同宫，火以水为主，水以火为原。故取之阴者，火中求水，其精不竭。取之阳者，水中寻火，其明不熄。斯大寒大热之病，得其平矣。偏寒偏热之士，不可与言也。至于高世立言之士，犹误认水火为心肾，无怪乎后人之懵懵也。

五行论

以木火土金水，配心肝脾肺肾，相生相克，素知之矣。诸书有云，五行惟一，独火有二，此言似是而非。论五行俱各有二，奚独一火哉？若论其至。五行各有五，五五二十五，五行各具一太极，此所以成变化而行鬼神也。今以五行之阴阳生死言之：木有甲木属阳，乙木属阴。人身之胆是甲木，属足少阳。肝是乙木，属足厥阴。甲木生于亥而死于午，乙木生于午而死于亥；火有丙火属阳，丁火属阴。人身之相火属手少阳，心火属手少阴。丙火生于寅而死于酉，丁火生于酉而死于寅；水有壬水属阳，癸水属阴。人身之肾水属足少阴，膀胱属足太阳。壬水生于申而死于卯，癸水生于卯而死于申；土有戊土属阳，己土属阴。人身之胃土属足阳明，脾土属足太阴。戊土生于寅而死于酉，己土生于酉而死于寅；金有庚金属阳，辛金属阴。人身之肺金属手太阴，大肠金属手阳明。庚金生于巳而死于子，辛金生于子而死于巳。欲察病情者，专以时日之生旺休囚，而验其阴阳之属。如胆火旺，则寅卯旺而午未衰。肝火旺，则午未甚而亥子衰。五行各以其类推之。

独土金随母寄生，故欲补土金者，从寄生处而补其母。是以东垣有隔二之治，是从母也。有隔三之治，又从母之外家也。土金惟寄生，故其死为真死，惟水火从真生，故其死不死，绝处逢生矣。归库者，绝其生气而收藏也。反魂者，续其死气而变化也。况水火随处有生机，钻木可取，击石可取，圆珠可取。方诸取水，掘地取水，承露取水。若金死不救，土死不救，木死不救，是以余于五行中，独重水火。而其生克之妙用，又从先天之根，而与世论不同。

近世人皆曰：水克火。而余独曰：水养火。世人皆曰：金生水。而余独曰：水生金。世人皆曰：土克水。而余独于水中补土。世人皆曰：木克土。而余独升木以培土。若此之论，颠倒拂常，谁则信之。讵知君相二火，以肾为宫。水克火者，后天有形之水火也。水养火者，先天无形之水火也。海中之金，未出沙土，不经锻炼，不畏火，不克木。此黄钟根本，人之声音，出自肺金，清浊轻重，丹田所系。不求其原，徒事于肺，抑末也。今之言补肺者，人参黄芪。清肺者，黄芩麦冬。敛肺者，五味诃子。泻肺者，葶苈枳壳。病之轻者，岂无一效。若本源亏损，毫不相干。盖人肺金之气，夜卧则归藏于肾水之中，丹家谓之母藏子宫，子隐母胎。此一脏名曰娇脏，畏热畏寒。肾中有火，则金畏火刑而不敢归。肾中无火，则水冷金寒而不敢归，或为喘胀，或为咳唠，或为不寐，或为不食，如丧家之狗。斯时也，欲补土母以益子，喘胀愈甚，清之泻之，肺气日消，死期迫矣。惟收敛者，仅似有理，然不得其门从何而入？《仁斋直指》云：肺出气也，肾纳气也。肺为气之主，肾为气之本。凡气从脐下逆奔而上者，此肾虚不能纳气归元也。毋徒从事于肺，或壮水之主，或益火之原，火向水中生矣。

若夫土者，随火寄生，即当随火而补。然而补火，有至妙之理。阳明胃土，随少阴心火而生，故补胃土者，补心火。而归脾汤一方，又从火之外家而补之。俾木生火，火生土也。太阴脾土，随少阳相火而生，故补脾土者，补相火。而八味丸一方，合水火既济而蒸腐之，此一理也至理也。人所不知，人所不信，余持申言之。盖混沌之初，一气而已，何尝有土？自天一生水，而水之凝成处始为土，此后天卦位。艮土居坎水之次也，其坚者为石，而最坚者为金。可见水土金，先天之一原也。又有补子之义，盖肺为土之子，先补其子，使之不食母之乳，其母不衰，亦见金生土之义，又有化生之妙，不可不知。甲木戊土所畏，畏其所胜。不得已以己妹嫁之，配为夫妇，后归外氏成家。此甲己化土，其间遇龙则化，不遇龙则不化。凡化物以龙为主，张仲景立建中汤，以健脾土。木曰曲直，曲直作酸，芍药味酸属甲木。土曰稼穑，稼穑作甘，甘草味甘属己土。酸甘相合，甲己化土。又加肉桂，盖桂属龙火，使助其化也。仲景立方之妙类如此，又以见木生土之义。盖土无定位，旺于四季，四季俱有生理故及之。至于木也者，以其克土，举世欲伐之。余意以为，木借土生，岂有反克之理？惟木郁于下，故其根下克。盖木气者，乃生生之气，始于东方。盍不观之为政者，首重农事。先祀芒神，芒神者木气也，春升之气也，阳气也、元气也、胃气也，同出而异名也。我知种树而已，雨以润之，风以散之，日以暄之，使得遂其发生长养之天耳。及其发达既久，生意已竭，又当敛其生生之气，而归于水土之中，以为来春发生之本，焉有伐之之理？此东垣《脾胃论》中用升柴以疏木气，谆谆言之详也。但未及雨润风散，与夫归根复命之理，余于木郁论中备言之。总之申明五行之妙用，专重水火耳。

论五行各有五

以火言之，有阳火、有阴火、有水中之火、有土中之火、有金中之火、有木中之火。阳火者，天上日月之火，生于寅而死于酉。阴火者，炳烛之火，生于酉而死于寅。此对待之火也，水中火者，霹雳火也。即龙雷之火，无形而有声，不焚草木，得雨而益炽，见于季春而伏于季秋。原夫龙雷之见者，以五月一阴生，水底冷而天上热。龙为阳物，故随阳而上升。至冬一阳来复，故龙亦随阳下伏，雷亦收声。人身肾中相火，亦犹是也。平日不能节欲，以致命门火衰，肾中阴盛，龙火无藏身之位，故游于上而不归。是以上焦烦热咳嗽等证，善治者，以温肾之药，从其性而引之归原，使行秋冬阳伏之令，而龙归大海，此至理也。

奈何今之治阴虚火衰者，以黄柏知母为君，而愈寒其肾，益速其毙，良可悲哉！若有阴虚火旺者，此肾水干枯而火偏盛，宜补水以配火，亦不宜苦寒之品以灭火。壮水之主，以镇阳光，正谓此也。如灯烛火，亦阴火也，须以膏油养之，不得杂一滴寒水，得水即灭矣。独有天上火入于人身，如河间所论六气暑热之病，及伤暑中暑之疾，可以凉水沃之，可以苦寒解之。其余炉中火者，乃灰土中无焰之火，得木则烟，见湿则灭，须以炭培，实以温烬。人身脾土中火，以甘温养其火，而火自退。经曰：劳者温之，损者温之。甘能除大热，温能除大热，此之谓也。

空中之火，附于木中，以常有坎水滋养，故火不外见。惟干柴生火，燎原不可止遏，力穷方止。人身肝火内炽，郁闷烦躁，须以辛凉之品发达之。经曰：木郁则达之，火郁则发之，使之得遂其炎上之性。若以寒药下之，则愈郁矣。热药投之，则愈炽矣。

金中火者，凡山中有金银之矿，或五金埋瘗之处，夜必有火光。此金郁土中而不得越，故有光辉发见于外。人身皮毛空窍中，自觉针刺蚊咬，及巅顶如火炎者，此肺金气虚，火乘虚而现，肺主皮毛也故也。经曰：东方木实，因西方金虚也。补北方之水，即所以泻南方之火。虽曰治金中之火，而通治五行之火，无余蕴矣。

以水言之，有阳水、有阴水、有火中之水、有土中之水、有金中之水、有木中之水。阳水者，坎水也，气也。希夷先生《阴阳消息》论曰：坎以一阳陷于二阴，水气潜行地中，为万物受命根本。盖润液也，气之液也。《月令》于仲秋云：杀气浸盛，阳气日衰水始涸，是水之涸，地之死也。

于仲冬云：水泉动，是月一阳生，是水之动地之生也。谓之火中之水可也，谓之土中之水可也。阴水者，兑泽也，形也。一阴上彻于二阳之上，以有形之水，普施万物，下降为资生之利泽。在上即可谓雨露之水，在下即为大溪之水。人之饮食入胃，命门之火，蒸腐水谷，水谷之气，上熏于肺，肺通百脉，水精四布，五经并行，上达皮毛，为汗为涕为唾为津；下濡膀胱，为便为液。至于血亦水也，以其随相火而行，故其色独红，周而复始，滚滚不竭。在上即可为天河水，在下即为长流水，始于西北天门，终于东南地户。正所谓黄河之水天上来，奔流到海不复回。故黄河海水，皆同色也。

金中之水，矿中之水银是也。在人身为骨中之髓，至精至贵，人之宝也。木中水者，巽木入于坎水而上出，其水即木中之脂膏。人身足下有涌泉穴，肩上有肩井穴，此暗水潜行之道。凡津液润布于皮肤之内者，皆井泉水也。夫水有如许之不同，总之归于大海，天地之水，以海为宗。人身之水，以肾为源，而其所以能昼夜不息者，以其有一元之乾气为太极耳！此水中之五行也。明此水火之五行，而土木金可例推矣。经曰：纪于水火，余气可知。

卷之二 主客辨疑

中 风 论

王安道《中风辨》：

人有卒暴僵仆，或偏枯，或四肢不举，或不知人，或死或不死者，世以中风呼之，而方书以中风治之。余考诸《内经》则曰：风之伤人也，或为寒热，或为热中，或为寒中，或为疠风，或为偏枯，或为风也。其卒暴僵仆，不知人，四肢不举者，并无所论，止有偏枯一论而已。及观《千金方》则引岐伯曰：中风大法有四：一曰偏枯、二曰风痱、三曰风懿、四曰风痹。《金匮要略》中风篇云：寸口脉浮而紧，紧则为寒，浮则为虚。寒虚相搏，邪在皮肤。浮者血虚，络脉空虚。贼邪不泻，或左或右，邪气反缓，正气即急。正气引邪，㖞僻不遂。邪在于络，肌肤不仁。邪在于经，即重不胜。邪入于腑，即不识人。邪入于脏，舌即难言，口吐涎沫。由是观之，知卒暴僵仆不知人，偏枯四肢不举等证，固为因风而致者矣，故用大小续命、西州续命、排风、八风等诸汤散治之。及近代刘河间、李东垣、朱彦修，三子者出，所论始与昔人异矣。河间主乎火，东垣主乎气，彦修主乎湿，反以风为虚象，而大异于昔人矣。以予观之，昔人三子之论，皆不可偏废。但三子以相类中风之病，视为中风而立论，故使后人狐疑而不能决。殊不知因于风者，真中风。因于火、因于气、因于湿者，类中风而非中风也。三子之所论者，自是因火、因气、因湿，而为暴病暴死之证，与风何相干哉！如《内经》所谓三阴三阳发病，为偏枯痿易，四肢不举，亦未尝必因于风而后然也。夫风火气湿之殊，望闻问切之间，岂无所辨乎？辨之为风，则从昔人以治之。辨之为火气湿，则从三子以治之。如此庶乎析理明，而用法当矣。惟其以因火、因气、因湿之证，强引风而合论之，所以真伪不分，而名实相紊。若以因火、因气、因湿证分出之，则真中风病彰矣。

王安道之论甚妙，但类中风与真中风并论，无轻重缓急之分，亦不能无弊。愚意邪之所凑，其气必虚。内伤者间而有之，“间”字，当作五百年间出之间。当专主虚论，不必兼风。河间、东垣各发前人所未发，至为精妙，但有论无方，后人何所依从？而彦修以阴虚立论，亦发前人所未发，惜发以气血湿痰为主，而不及真阴，不能无遗弊于后世焉。

东垣云：有中风者，卒然昏愦，不省人事，痰涎壅盛，语言蹇涩等证。此非外来风邪，乃本气自病也。凡人年逾四旬，气衰之际，或忧喜忿怒伤其气者，多有此证。壮岁之时无有也。若肥盛者，则间而有之，亦是形盛气衰而如此耳。

观东垣之论，当以气虚为主。纵有风邪，亦是乘虚而袭。经曰：邪之所凑，其气必虚是也。当此之时，岂寻常药饵能通达于上下哉？急以三生饮一两，加人参一两，煎服即苏。夫三生饮乃行经治痰之剂，斩关夺旗之将，每服必用人参两许，驾驱其邪，而补助真气。否则不惟无益，适以取败。观先哲用芪、附、参附，其义可见矣。若遗尿手撒口开鼾睡为不治，然用前药，多有得生者，不可不知。

河间曰：所谓中风瘫痪者，非为肝木之风实甚，而卒中之，亦非外中于风。良由将息失宜，心火暴甚，肾水虚衰，不能制之，则阴虚阳实，而热气拂郁，心神昏冒，筋骨不用，而卒倒无知也。亦有因喜怒思悲恐，五志有所过极而卒中者。夫五志过极，皆为热甚。俗云风者，言末而忘其本也。

观刘氏之论，则以风为末，而以火为本。世之尊刘氏者，专以为刘氏主火之说。殊不知火之有余，水之不足也。刘氏原以补肾为本，观其地黄饮子之方可见矣。故治中风，又当以真阴虚为本。

注云：舌喑不能言，足废不能行。此谓少阴气厥不至，急当温之，名曰痱证。

但阴虚有二，有阴中之水虚，有阴中之火虚。火虚者，专以河间地黄饮子为主。水虚者，又当以六味地黄为主。果是水虚，则辛热之药，与参芪之品俱不可加。

河间、东垣专治本而不治风，可为至当不易之论，学者必须以阴虚阳虚为主。自后世医书杂出，而使后学狐疑不决。《丹溪纂要》曰：有气虚、有血虚、有湿痰，左手脉不足，及左半身不遂者，以四物汤补血之剂为主，而加以竹沥姜汁。右手脉不足，及右半身不遂者，以四君子补气之剂，而佐以竹沥、姜汁。如气血两虚，而挟痰盛者，以八物汤为主，而加南星、半夏、竹沥、姜汁之类。丹溪之论，平正通达，宜世之人盛宗之。但持此以治中风，而多不效，或少延而久必毙，何也？盖治气血痰之标，而不治气血痰之本也。人之有是四肢也，如木之有枝干也。人之气血，荣养乎四肢也，犹木之浆水，灌溉乎枝叶也。木有枝叶，必有根本，人之气血，岂无根本乎？人有半身不遂，而迁延不死者，如木之根本未甚枯，而一边之枝干先萎耳。人有形容肥壮，忽然倒仆而即毙者，如木之根本已绝，其枝叶虽滋荣，犹枯杨生华，何可久也？忽遇大风而摧折矣。观此则根本之论明矣。然所谓气血之根本者何？盖火为阳气之根，水为阴气之根，而火与水之总根，两肾间动气是也。此五脏六腑之本，十二经之源，呼吸之门，三焦之根。又名守邪之神。经曰：根于中者，命曰神机，神去则机息。根于外者，名曰气立，气止则化绝。今人纵情嗜欲，以致肾气虚衰，根先绝矣。一或内伤劳役，或六淫七情，少有所触，皆能卒中。此阴虚阳暴绝也，须以参附大剂，峻补其阳，继以地黄丸、十补丸之类，填实真阴。又有心火暴甚，肾水虚衰，又兼之五志过极，以致心神昏闷，卒倒无知，其手足牵掣，口眼㖞斜，乃水不能荣，筋急而纵也。俗云风者，乃风淫末疾之假象，风自火出也，须以河间地黄饮子，峻补其阴。继以人参、麦门冬、五味之类，滋其化源。此根阳根阴之至论也。若夫所谓痰者，凡人将死之时，必有痰，何独中风为然？要之痰从何处来？痰者水也，其原出于肾。张仲景曰：气虚痰泛，以肾气丸补而逐之。观此凡治中风者，既以前法治其根本，则痰者不治而自去矣。若初时痰涎壅盛，汤药不入，少用稀涎散之类，使喉咽疏通，能进汤液即止。若欲必尽攻其痰，顷刻立毙矣。戒之哉，戒之哉！

或问：人有半肢风者，必须以左半身属血，右半身属气，岂复有他说乎？曰：未必然。人身劈中分阴阳水火，男子左属水，右属火。女子左属火，右属水。男子半肢风者多患左，女子半肢风者多患右。即此观之，可见以阴虚为主。又有一等人，身半以上俱无恙如平人，身半以下，软弱麻痹，小便或涩或自遗，果属气乎？属血乎？此亦足三阴之虚证也，不可不知。

经曰：胃脉沉鼓涩，胃外鼓大，心脉小坚急，皆得偏枯。男子发左，女子发右。不喑舌转可治，三十日起。其从者喑，三岁起，年不满二十者，三岁死。盖胃与脾为表里，阴阳异位，更实更虚，更逆更从，或从内，或从外。是故胃阳虚，则内从于脾。内从于脾，则脾之阴盛，故胃脉沉鼓涩也。涩为多血少气，胃之阳盛，则脾之阴虚。虚则不得与阳主内，反从其胃，越出于部分之外。故胃脉鼓大于臂外也，大为多气少血。心者元阳君主宅之，生血生脉，因元阳不足，阴寒乘之，故心脉小坚急。小者阳不足也，坚急者阴寒之邪也。夫如是心胃脾三脉，凡有其一，即为偏枯者。何也？盖心是天真神机开发之本，胃是谷气充大真气之标。标本相得，则胸膈间之膻中气海，所留宗气盈溢，分布四脏三焦，上下中外，无不周遍。若标本相失，则不能致其气于气海，而宗气散矣。故分布不周于经脉，则偏枯。不周于五脏则喑。即此言之，是一条可为后之诸言偏枯者纲领也，未有不因真气不周而病者也。

《乾坤生气》云：凡人有手足渐觉不遂，或臂膊及髀股指节麻痹不仁；或口眼歪斜，语言謇涩；或胸膈迷闷，吐痰相续；或六脉弦滑而虚软无力，虽未至于倒仆，其中风晕厥之候，可指日而决矣，须预防之。愚谓预防之理，当节饮食，戒七情，远房事，此至要者也。如欲服饵预防，须察其脉证之虚实。如两尺虚衰者，以六味地黄、八味地黄，培补肝肾。如寸关虚弱者，以六君子、十全大补之类，急补脾肺，才有补益。若以搜风顺气，及清气化痰等药，适所以招风取中也，不可不知。

岐伯谓中风大法有四：一曰偏枯，谓半身不遂而痛也。如木之根本未甚枯，而一边枝干先萎者是也。言不变，志不乱，病在分腠之间，巨针取之。益其不足，损其有余，乃可复也。二曰风痱，谓身无疼痛，四肢不收也，如瘫痪是也。瘫者坦也，筋脉弛纵，坦然而不举也。痪者涣也，血气涣散而无用也。志乱不甚，其言微知可治，甚则不能言，不可治也。三曰风懿，谓奄然忽不知人也，咽中塞窒，舌强不能言，则是急中风。而其候也，发汗身软者生，若汗不出，身硬唇干者死。视其鼻、人中左右上下白者可治，一黑一赤吐沫者死。四曰风痹，谓诸痹类风状也。经曰：风寒湿三气，合而成痹。曰痛痹，筋骨掣痛。曰著痹，著而不行。曰行痹，走注疼痛。曰周痹，身疼痛。又曰行痹属风，痛痹属寒，著痹属湿。如正气不足之证，只补正气，不必祛邪。如邪气有余，若痹证之类，虽以扶正气为主，不可不少用祛邪之法，如易老天麻丸之类。

口眼㖞斜

《灵枢》言足阳明之筋，其病颊筋有寒，则急引颊移口。热则筋弛，纵缓不能收，故僻。是左寒右热，则左急而右缓；右寒左热，则右急而左缓。故偏于左者，左寒而右热，偏于右者，右寒而左热也。夫寒不可径用辛热之剂。盖左中寒，则逼热于右。右中寒，则迫热于左。阳气不得宣行故也。

口之㖞，灸以地仓。目之斜，灸以承泣。苟不效，当灸人迎。夫气虚风入而为偏，上不得出，下不得泄，真气为风邪所陷，故宜灸。经曰：陷下则灸之是也。

惟外中风邪者，方有㖞斜等证。若夫热则生风者，不可谓尽得病于窗隙之风，纵有㖞斜等证，乃假象也，亦不甚。盖火胜则金衰，金衰则木盛，木盛则生风。惟润燥则风自息，不必用前灸法。

素问曰：诸风掉眩，支痛强直筋缩，为厥阴风木之气。自大寒至小满，风木君火二气之位。风主动，善行数变。木旺生火，风火属阳，多为兼化。且阳明燥金，主于紧敛缩劲，风木为病，反见燥金之化。由亢则害，承乃制，谓己极过，则反似胜己之化，故木极似金。况风能胜湿而为燥，风病势甚而成筋缩燥之甚也。此等证候，正所谓风淫所胜，治以清凉者也，不宜用桂附。

或问曰：当此之时，小续命汤可用乎？曰：未必然。小续命汤，此仲景《金匮要略》治冬月直中风寒之的方，即麻黄桂枝汤之变方也。其间随六经之形证，逐一加减，未便可按方统用其全方也。如太阳无汗，于本方中倍麻黄、杏仁、防风；如有汗恶风，于本方中倍桂枝、芍药、杏仁；如阳明无汗身热不恶风，于本方中加石膏、知母、甘草；有汗身热不恶风，于本方中加葛根、桂枝、黄芩；如太阳无汗身凉，于本方中加附子、干姜、甘草；少阴经中有汗无热，于本方中加桂枝、附子、甘草。凡中风无此四证，六经混淆，系于少阳、厥阴，或肢节挛痛，或麻木不仁，每续命八两，加羌活四两，连翘六两。此系六经有余之表证，须从汗解。如有便溺阻隔，宜三化汤，或《局方》麻仁丸通利之。虽然，邪之所凑，其气必虚，世间内伤者多，外感者间而有之，此方终不可轻用也。

许学士云：气中者，因七情所伤。

经曰：神伤于思虑则肉脱，意伤于忧愁则肢废，魂伤于悲哀则筋挛，魄伤于喜乐则衰槁，志伤于盛怒则腰脊重，难俯仰也。又曰：暴怒伤阴，暴喜伤阳。故忧愁不已，气多厥逆，牙关紧急。若作中风误治，杀人多矣。盖中风者，身温且多痰涎。中气者，身凉而无痰涎，宜苏合香丸灌之，即苏。经曰：无故而喑，脉不至者，虽不治自已。谓气暴逆气，气复自愈。

王节斋云：饮食过伤，变为异常急暴之病，人所不识。多有饮食醉饱之后，或感风寒，或著气恼，食填太阴胃气不行，须臾厥逆，昏迷不省。若误作中风、中气治之立毙。惟以阴阳淡盐汤探吐之，食出即愈。经曰：上部有脉，下部无脉，法当吐，不吐则死。详见《格致余论》木郁则达之条下。已上二条论，当与厥门互看。

有一等形体肥胖，平素善饮，忽一日舌本硬强，语言不清，口眼㖞斜，痰气上涌，肢体不遂。此肥人多中，以气盛于外而歉于内也，兼之酒饮湿热之证，须用六君子，加煨葛根、山栀、神曲而治之。

有一人久病滞下，忽一日昏仆，目上视，溲注而汗泻，脉无伦。丹溪先生曰：此阴虚阳暴绝也。得之病后而酒阻内，急治人参膏，而促灸其气海。顷之手动，又顷之唇动，参膏成三饮之而苏，后服尽数斤而愈。予观此，凡人大病后及妇人产后，多有此证，不可不知。

按丹田气海与肾脉相通，人于有生之初，先生命门，胞系在脐。故气海丹田，实为生气之源，十二经之根本也。故灸而效。

华佗救阳脱方，用附子一个，重一两，切作八片，白术、干姜各五钱，木香二钱，为末，煎。先用葱白一握炒熟，熨脐下。次候药冷，灌服。须臾又进一服。

有一妇人先胸胁胀痛，后四肢不收，自汗如雨，小便自遗，大便不实，口紧目瞤，饮食颇进。十余日，或以为中脏甚忧，请薛立斋先生视之。曰：非也。若风既中脏，真气既脱，恶证既见，祸在反掌，焉能延至十日？乃候其色，面目俱赤而或青，诊其脉左三部洪数，惟肝尤甚。乃知胸乳胀痛，肝经血虚，肝气否塞也。四肢不收，肝经血虚不能养筋也。自汗不止，肝经血热，津液妄泄也。小便自遗，肝经热甚，阴挺失职也。大便不实，肝木炽盛，克脾土也。遂用犀角散四剂，诸证顿愈。又用加味逍遥散调理而安。后因郁怒，前证复作，兼发热呕吐，饮食少思，月经不止。此木盛克土，而脾不能摄血也。用加味归脾为主，佐以逍遥散而愈。后每遇怒，或睡中手足搐搦，复用前药即愈。

唐柳太后病风不能言，脉沉欲脱。群医束手相视，许胤宗曰：是饵阳药无及矣。即以黄芪、防风煮汤数十斛，置床下，气腾腾如雾熏薄之。是夕语，更药之而起。

卢州王守道风噤不能语，王克明令炽炭烧也，上洒以药，置病者于其上，须臾小苏。

已上二法，病至垂绝，汤液不及，亦治法之变者也。

有人平居无疾苦，忽如死人，身不动摇，默默不知人，目闭不能开，口噤不能言，或微知人，恶闻人声，但如眩冒，移时方寤。此由出汗过多，血少气并于血，阳独上而不下，气壅塞而不行，故身如死。气过血还，阴阳复通，故移时方寤，名曰郁冒，亦名血厥。妇人多有之，宜白薇汤、仓公散。

厥

此厥与伤寒二厥不同，不可不知分辨。

阳气衰乏者，阴必凑之。令人五指至膝上皆寒，名曰寒厥，是寒逆于下也，宜六物附子汤主之。阴退则阳进，故阴气衰于下，则阳往凑之，故令人足下热也。热甚则循三阴而上逆，谓之热厥，宜六味地黄丸主之。肝藏血而主怒，怒则火起于肝，载血上行，故令血菀于上。是血气乱于胸中，相薄而厥逆也，谓之薄厥，宜蒲黄汤主之。诸动属阳，故烦劳而扰乎阳，而阳气张大。阳气张大，则劳火亢矣。火炎则水干，故令精绝。是以迁延辟积至于夏月，内外皆热，水益亏而火益亢，孤阳厥逆，如煎如熬，故曰煎厥，宜人参固本丸主之。五尸之气，暴注于人，乱人阴阳气血，上有绝阳之络，下有破阴之纽。形气相离，不相顺接，故令暴厥如死，名曰尸厥，宜二十四味流气饮、苏合香丸主之。寒痰迷闷，四肢逆冷，名曰痰厥，宜姜附汤主之。胃寒即吐蛔虫，名曰蛔厥，宜乌梅丸加理中汤主之。气为人身之阳，一有拂郁，则阳气不能四达，故令手足厥冷。与中风相似，但中风身温，中气身冷耳，名曰气厥，宜八味顺气散主之。

余按常病阳厥补阴，壮水之主。阴厥补阳，益火之源。此阴厥阳厥，与伤寒之阴阳二厥不同，伤寒阳厥，用推陈致新之法。阴厥，则用附子理中。冰炭殊涂，死生反掌。慎之哉，慎之哉！

伤寒论

伤寒专祖仲景。凡读仲景书，须将伤寒与中寒分为两门，始易以通晓。为因年久残缺，补遗注释者，又多失次错误，幸历代考正者渐明。逮陶节庵《六书》吴绶《蕴要》二书刊行，而伤寒之理始著。余于至理，未暇详辨，先将伤寒、中寒，逐一辨明，庶不使阴阳二证混乱。夫伤寒治之，得其纲领不难也，若求之多歧，则支离矣。先以阳证言之：夫既云伤寒，则寒邪自外入内而伤之也。其入则有浅深次第，自表达里，先皮毛，次肌肉，又次筋骨肠胃，此其渐入之势然也。若夫风寒之初入，必先太阳寒水之经，便有恶风、恶寒、头痛、脊痛之证。寒郁皮毛，是为表证，若在他经，则无此证矣。脉若浮紧，无汗为伤寒，以麻黄汤发之，得汗为解。浮缓，有汗为伤风，用桂枝汤散邪，汗止为解。若无头疼、恶寒，脉又不浮，此为表证罢而在中。中者何？表里之间也。乃阳明、少阳之分，脉不浮不沉，在乎肌肉之间，谓皮肤之下也。然有二焉：若微洪而长，即阳明脉也。外证鼻干不眠，用葛根汤以解肌；脉弦而数，少阳脉也。其证胁痛耳聋，寒热往来而口苦，以小柴胡汤和之。盖阳明、少阳不从标本，从乎中治也。若有一毫恶寒，尚在表，虽入中还当兼散邪。过此为邪入里，为实热。脉不浮不沉，沉则按之筋骨之间方是，若脉沉实有力，外证不恶风寒，而反恶热，谵语大渴，六七日不大便，明其热入里，而肠胃燥实也。轻则大柴胡汤，重则三承气汤，大便通而热愈矣。以阴证言之：若初起便怕寒，手足厥冷，或战栗踡卧不渴，兼之腹痛、呕吐泄泻，或口出涎沫，面如刀刮，不发热，而脉沉迟无力，此为阴证。不从阳经传入热证治例，更当看外证如何。轻则理中汤，重则姜附汤、四逆汤以温之。由此观之，可见伤寒者，由皮毛而后入脏腑，初虽恶寒发热，而终为热证，其人必素有火者。中寒者，直入脏腑，始终恶寒，而并无发热等证，其人必无火者。一则发表攻里，一则温中散寒。两门判然明白，何至混杂于中，而使后人疑误耶。

寒伤荣，风伤卫。卫阳也，风亦阳也。阳从阳之类，故风能伤卫。血阴也，寒亦阴也，阴从阴之类，故寒能伤荣。辛甘发散为阳，风宜辛散，寒宜甘发。桂枝辛而热者，故能发散卫中之风邪。麻黄甘而热者，故能发散血中之寒邪。又桂枝、麻黄，气味俱轻，阳中之阳，故能入太阳经，散皮肤间之风寒也。此二方者，乃治冬月正伤寒之的方。霜降后至春分前，此时太阳寒水用事，房劳辛苦之人，其太阳寒水之气，乘虚而客入于太阳经，同气相求，故易以伤也。仲景特以杀气最重，故详言之。其余时月则无伤寒，则二方不可用也。今人医牌上多书：治四时伤寒。名不正则言不顺矣。《活人》言头痛如破者，连须葱白汤。不可便与升麻葛根汤，恐太阳流入阳明，是太阳邪气引入阳明，不能解也。未至少阳者，不可便与柴胡汤。如有恶寒证，本方加麻黄。恶风，加桂枝。如正阳明腑病，不恶寒有汗而渴，当用白虎汤。

太阳经表之表也，行身之背。阳明经表之里也，行身之前。少阳经半表半里也，行乎两胁之旁。过此，则少阴、太阴、厥阴，俱入脏而为里。

大凡伤寒邪热传里结实，须看热气浅深用药。今之医，不分当急下可少与宜微和胃气之论，一概用大黄、芒消乱投汤剂下之，因兹枉死者多矣。余谓伤寒之邪，传来非一，治之则殊耳。病有三焦俱伤者，则痞、满、燥、实、坚俱全，宜大承气汤。厚朴苦温以去痞，枳实苦寒以泄满，芒消咸寒以润燥软坚，大黄苦寒以泄实去热，病斯愈矣。邪在中焦，则有燥、实、坚三证，故用调胃承气汤，以甘草和中，芒消润燥，大黄泄实。不用枳实、厚朴，恐伤上焦元气，调胃之名，由此立矣。上焦受伤，则痞而实，用小承气汤。枳实、厚朴之能除痞，大黄之泄实，去芒消不伤下焦真阴，谓不伐其根本也。若夫大柴胡汤，则有表证尚未除，而里证又急，不得不下者，只得以此汤，通表里而缓治之。尤有老弱及血气两虚之人，亦宜用此。故经云：转药孰紧，有芒消者紧也。大承气最紧，小承气次之，柴胡又次之。其大柴胡加芒消，方得转药，盖为病轻者设也。仲景云：荡涤伤寒热积，皆用汤药，切不宜用丸药，不可不知。如欲用此三方，须以手按病人，自胸至小腹，果有硬处，手不可近，方敢下手。然其至妙处，尤须辨舌之燥滑若何，此《金镜录》三十六舌，不可不细玩也。

初病无热，便四肢厥冷，或胸腹中满，或呕吐腹满痛下利，脉细无力。此自阴证受寒，即真阴证，非从阳经传来，便宜温之，不宜少缓。经云：发热恶寒者，发于阳也。无热恶寒者，发于阴也，治宜四逆汤。腹满腹痛，皆是阴症，只有微甚不同，治难一概。腹痛不大便，桂枝芍药汤。腹痛甚，桂枝大黄汤。若自利腹痛，小便清白，宜温中理中，四逆看微甚用。轻者五积散，重者四逆汤，无脉者通脉四逆汤，使阴退而阳复也。

阴毒病，手足指甲皆青，脉沉细而急者，四逆汤。无脉者，通脉四逆汤、阴毒甘草汤。脐中葱熨，气海、关元著艾，可灸二三百壮。乃用温和补气之药，通其内外，以复阳气。若俱不效，死证也。

已上皆真阴证，人皆知之，至于反常，则不易晓。有发热面赤，烦躁揭去衣被，饮冷脉大，误为阳证，投寒药，死者多矣。必须凭脉下药，不问浮沉大小，但指下无力，按至筋骨，全无力者，必有伏阴，不可与凉药。若已曾服过凉药，脉必鼓指而有力，脉又难凭矣。若一应茶汤，及寒热药俱吐者，此阴盛格阳，急用白通汤，加人尿，胆汁，以通拒格之寒。所以仲景《伤寒论》中，传经与直中并论者，正谓有阳证似阴，阴证似阳，所宜详辨。但年久散乱，后人误相补集，致使不明。如太阳证头痛发热，当脉浮而反沉，又似少阴矣，故用麻黄附子细辛汤。如少阴证脉沉，应无热，而反发热者，又似太阳矣，须用干姜附子甘草汤。如阴证四肢厥逆，而阳证亦有厥逆者，此四逆汤与四逆散不同。又如阴证下利，而阳证又有漏底者，此理中汤与黄龙汤不同。若此之类，疑似难明，幸《陶节庵六书》，已明分矣。予又有说焉，若读伤寒书，而不读东垣书，则内伤不明，而杀人多矣。读东垣书，而不读丹溪书，则阴虚不明，而杀人多矣。读丹溪书，而不读薛氏书，则真阴真阳不明，而杀人亦多矣。东垣曰：邪之所凑，其气必虚。世间内伤者多，外感者间而有之。此一“间”字当作五百年间出之间，甚言其无外感也。东垣《脾胃论》，与夫《内伤外感辨》，深明饥饱、劳逸、发热等证，俱是内伤，悉类伤寒，切戒汗下。以为内伤多，外感少，只须温补，不必发散。外感多而内伤少，温补中少加发散，以补中益气汤一方为主，加减出入。如内伤兼伤寒者，以本方加麻黄；兼伤风者，本方加桂枝；兼伤暑者，本方加黄连；兼伤湿者，本方加羌活。实万世无穷之利，东垣特发明阳虚发热之一门也。然世间真阴虚而发热者十之六七，亦与伤寒无异，反不及论何哉？今之人一见发热，则曰伤寒，须用发散。发散而毙，则曰：伤寒之书法已穷，奈何？岂知丹溪发明之外，尚有不尽之旨乎？予尝于阴虚发热者，见其大热面赤口渴烦躁，与六味地黄大剂，一服即愈。如见下部恶寒足冷，上部渴甚燥极，或欲饮而反吐，即以六味汤中加肉桂、五味，甚则加附子冷饮，下咽即愈。予尝以此活人多矣！敢以私秘乎？因制《补天要论》一卷，以补前人之不逮。所望于高明者，再加裁夺，幸甚幸甚。且举伤寒口渴一证言之：邪热入于胃腑，消耗津液故渴。恐胃汁干，急下之，以存津液。其次者，但云欲饮水者，不可不与，不可多与，并无治法。纵有治者，徒知以芩、连、知、柏、麦冬、五味、天花粉，甚则石膏、知母以止渴。此皆有形之水，以沃无形火，安能滋肾中之真阴乎？若以六味地黄大剂服之，其渴立愈，何至传至少阴，而成燥实坚之证乎？既成燥实坚之证，仲景不得已而以承气汤下之，此权宜之伯术。然谆谆有虚人、老弱人之禁，故以大柴胡代之，陶氏以六乙顺气汤代之。岂以二汤为平易乎？代之而愈，所丧亦多矣。况不愈者，十之八九哉。当时，若多用六味、地黄饮子大剂服之，取效虽缓，其益无穷。况阴虚发热者，小便必少，大便必实，其上证口渴烦躁，与伤寒无异。彼之承气者，不过因亢则害，下之以承真阴之气也。予今直探其真阴之源而补之，如亢旱而甘霖一施，土木皆濡，顷刻为清凉世界矣。何不可哉！况肾水既虚矣，复经一下之后，万无可生之理。慎之慎之。吾为此惧，故于补天要论中详言之。

陶节庵亦悟此理，有云：自气而至血，血而复之气者，大承气汤下之。自血而之气，气而复之血者，生地黄黄连汤主之。二者俱不大便，此是承气汤对子，又与三黄石膏汤相表里，是皆三焦胞络虚火之用也。病既危急，只得以此汤，降血中之火耳。陶以血为阴，故有此论，惜乎其不识真阴真阳之至理也。

合而言之，真知其为阳虚也，则用补中益气汤。真知其为阳虚直中也，则用附子理中汤。真知其为阴虚也，则用六味肾气汤。真知其为阴虚无火也，则用八味肾气汤。其间有似阴似阳之假证也，则用寒因热用之法从之，不可少误。惟以补正为主，不可攻邪。正气得力，自然推出寒邪，汗出而愈。攻之一字，仁人之所恶也。百战百胜，战之善者也。不战而屈人之兵，善之善者也，故曰善战者服上刑。

温病论

夫“伤寒”二字，盖冬时严寒而成杀厉之气，触冒之而即时病者，乃名伤寒。不即发者，寒毒藏于肌肤，至春变为温，至夏变为暑病。暑病者，热极重于温也。既变为温，则不得复言其为寒，不恶寒而渴者是也。此仲景经文也。其麻黄、桂枝，为即病之伤寒设，与温热何也？受病之源虽同，所发之时则异。仲景治之，当别有方。缘皆遗失而无征，是以各家议论纷纷，至今未明也。刘守真谓欲用麻黄桂枝，必加凉药于其中，以免发黄之病。张子和六神通解散，以石膏寒药中，加麻黄、苍术，皆非也。盖麻黄、桂枝辛热，乃冬月表散寒邪所宜之药，不宜用于春夏之时。陶氏欲以九味羌活汤，谓一方可代三方，亦非也。羌活汤，易老所制之方，乃治感四时不正之气，如春宜温而反寒，夏宜热而反温，秋宜凉而反热，冬宜寒而反温。又有春夏秋三时，为暴寒所折，虽有恶寒发之证，不若冬时肃杀之气为甚，故不必麻黄、桂枝以散寒，惟宜辛凉之药，通内外而解之。况此方须按六经加减之法，不可全用也。不若逍遥散为尤妙，真可一方代三方也。然则欲治温病者，将如何？余有一法，请申而明之。经曰：不恶寒而渴者是也。不恶寒，则知其表无寒邪矣。曰渴，则知肾水干枯矣。盖缘其人素有火者，冬时触冒寒气，虽伤而亦不甚。惟其有火在内，寒亦不能深入，所以不即发。而寒气伏藏于肌肤，自冬至三四月，历时既久，火为寒郁，中藏亦久，将肾水熬煎枯竭。盖甲木阳木也，借癸水而生。肾水既枯，至此时强木旺，无以为发生滋润之本，故发热而渴，非有所感冒也。海藏谓新邪唤出旧邪，非也。若复有所感，表又当恶寒矣。余以六味地黄滋其水，以柴胡辛凉之药，舒其木郁，随手而应。此方活人者多矣，予又因此而推广之。凡冬时伤寒者，亦是郁火证。若其人无火，则为直中矣。惟其有火，故由皮毛而肌肉，肌肉而腑脏，今人皆曰寒邪传里，寒变为热。既曰寒邪，何故入内而反为热？又何为而能变热耶？不知即是本身中之火，为寒所郁而不得泄，一步反归一步，日久则纯热而无寒矣。所以用三黄解毒，解其火也。升麻葛根，即火郁发之也。三承气，即土郁则夺之。小柴胡汤，木郁达之也。其理甚简而易，只多了传经六经诸语，支离多歧。凡杂证有发热者，皆有头疼、项强、目痛、鼻干、胁痛、口苦等证，何必拘为伤寒，局伤寒方以治之也？余于冬月正伤寒，独麻黄桂枝二方，作寒郁治。其余俱不恶寒者，作郁火治。此不佞之创论也，闻之者孰不骇然吐舌。及阅虞天民《医学正传》伤寒篇云：有至人传曰：传经伤寒，是郁病。余见之，不觉窃喜，以为先得我心之同然。及考之《内经》帝曰：人伤于寒，而传为热何也？岐伯曰：寒气外凝内郁之理，腠理坚致，玄府闭密，则气不宣通，湿气内结，中外相薄，寒盛热生，故人伤于寒，转而为热。汗之则愈，则外凝内郁之理可知。观此，而余以伤寒为郁火者，不为无据矣，故特著郁论一篇。

论阳毒阴毒

《金匮要略》云：阳毒之为病，面赤斑斑如锦纹，咽喉痛，唾脓血，五日可治，七日不可治。

阴毒之为病，面目青，身痛如被杖，咽喉痛，死生如阳毒，升麻鳖甲汤并主之。

《千金》云：阳毒汤，治伤寒一二日，变成阳毒。或服药吐下后，变成阳毒。身重腰脊背痛，烦闷不安，狂言或走，或见鬼神，或吐血下利，其脉浮。

郁病论

《内经》曰：木郁则达之，火郁则发之，土郁则夺之，金郁则泄之，水郁则折之。然调其气，过者折之，以其畏也，所谓泻之。

注《内经》者，谓达之、吐之也，令其条达也。发之，汗之也，令其疏散也。夺之，下之也，令其无壅凝也。泄之，谓渗泄解表，利小便也。折之，谓制其冲逆也。予谓凡病之起，多由于郁。郁者，抑而不通之义。《内经》五法，为因五运之气所乘而致郁，不必作忧郁之郁。忧，乃七情之病，但忧亦在其中。丹溪先生云：气血冲和，百病不生，一有怫郁，诸病生焉。又制为六郁之论，立越鞠丸以治郁。曰气、曰湿、曰热、曰痰、曰血、曰食，而以香附、抚芎、苍术，开郁利气为主。谓气郁而湿滞，湿滞而成热，热郁而成痰，痰滞而血不行，血滞而食不消化，此六者相因为病者也。此说出而《内经》之旨始晦。《内经》之旨，又因释注之误，而复晦。此郁病之明于世久矣，苟能神而明之，扩而充之，其于天下之病，思过半矣。且以注《内经》之误言之，其曰达之谓吐之，吐中有发散之义。盖凡木郁，乃少阳胆经半表半里之病，多呕酸吞酸证，虽吐亦有发散之益，但谓无害耳。焉可便以吐字该达字耶！达者，畅茂调达之义。王安道曰：肝性急怒气逆，胠胁或胀，火时上炎，治以苦寒辛散而不愈者，则用升发之药，加以厥阴报使而从治之。又如久风入中为飧泄，及不因外风之入，而清气在下为飧泄，则以轻扬之剂，举而散之。凡此之类，皆达之之法也。此王氏推广达之之义甚好。火郁则发之，发之汗之也，东垣升阳散火汤是也。使势穷则止，其实发与达不相远。盖火在木中，木郁则火郁相因之理，达之即所以发之，即以达之之药发之，无有不应者。但非汗之谓也，汗固能愈，然火郁于中，未有不蒸蒸汗出，须发之得其术耳。土郁夺之，谓下夺之。如中满腹胀，势甚而不能顿除者，非力轻之剂可愈，则用咸寒峻下之剂，以劫夺其势而使之平。此下夺之义也。愚意谓夺不止下，如胃亦土也，食塞胃中，下部有脉，上部无脉，法当吐，不吐则死。《内经》所谓高者因而越之。以吐为上夺，而衰其胃土之郁，亦无不可。东垣书引木郁于食填肺分，为金克木，何其牵强？金郁泄之，如肺气膹满，胸凭仰息，非解利肺气之剂，不足以疏通之。只解表二字，足以尽泄金郁之义，不必更渗泄利小便，而渗利自在其中，况利小便是涉水郁之治法矣。独水郁折之，难解。愚意然调其气四句，非总结上文也，乃为“折之”二字，恐人不明。特说此四句，以申明之耳，然犹可也。水之郁而不通者，可调其气而愈。如经曰：膀胱者州都之官，津液藏焉，气化则能出矣。肺为肾水上源，凡水道不通者，升举肺气，使上窍通则下窍通。若水注之法，自然之理。其过者，淫溢于四肢，四肢浮肿，如水之泛滥，须折之以其畏也。盖水之所畏者，土也。土衰不能制之，而寡于畏，故妄行。兹惟补其脾土，俾能制水，则水道自通。不利之利，即所谓泻之也。如此说，则“折”字与“泻”字，于上文接续，而折之之义益明矣。《内经》五法之注，乃出自张子和之注，非王启玄旧文，故多误。予既改释其误，又推广其义，以一法代五法，神而明之，屡获其效，故表而书之。盖东方先生木，木者生生之气，即火气。空中之火，附于木中。木郁，则火亦郁于木中矣。不特此也，火郁，则土自郁。土郁，则金亦郁。金郁，则水亦郁。五行相因，自然之理。唯其相因也，予以一方治其木郁，而诸郁皆因而愈。一方者何？逍遥散是也。方中唯柴胡、薄荷二味最妙。盖人身之胆木，乃甲木少阳之气，气尚柔嫩，象草穿地始出而未伸。此时如被寒风一郁，即萎软抑遏，而不能上伸，不上伸则下克脾土，而金水并病矣。唯得温风一吹，郁气即畅达。盖木喜风，风摇则舒畅，寒风则畏。温风者，所谓吹面不寒，杨柳风也，木之所喜。柴胡、薄荷辛而温者，辛也故能发散，温也故入少阳，古人立方之妙如此。其甚者，方中加左金丸。左金丸止黄连、吴茱萸二味，黄连但治心火，加吴茱萸气燥，肝之气亦燥，同气相求。故入肝以平木，木平则不生心火，火不刑金，而金能制木，不直伐木，而佐金以制木，此左金之所以得名也。此又法之巧者，然犹未也。一服之后，继用六味地黄加柴胡、芍药服之，以滋肾水，俾水能生木。逍遥散者，风以散之也。地黄饮者，雨以润之也。木有不得其天者乎？此法一立，木火之郁既舒。木不下克脾土，且土亦滋润，无燥熇之病，金水自相生。予谓一法，可通五法者如此。岂惟是哉，推之大之，千之万之，其益无穷。凡寒热往来，似疟非疟，恶寒发热，呕吐、吞酸嘈杂，胸痛胠痛，小腹胀闷，头晕盗汗，黄疸温疫，疝气飧泄等证，皆对证之方。推而伤风、伤寒、伤湿，除直中外，凡外感者，俱作郁看，以逍遥散加减出入，无不获效。如小柴胡汤、四逆散、羌活汤，大同小异，然不若此方之响应也。神而明之，变而通之，存乎人耳。倘一服即愈，少顷即发，或半日、或一日又发，发之愈频愈甚，此必属下寒上热之假证，此方不宜复投，当改用温补之剂。如阳虚，以四君子汤加温热药。阴虚者，则以六味汤中加温热药。其甚者，尤须寒因热用，少以冷药从之，用热药冷探之法，否则拒格不入，非惟无益，而反害之。病有微甚，治有逆从，玄机之士，不须予赘。

卷之三 绛雪丹书

血证论

客有问于余曰：失血一证，危急骇人，医疗鲜效。或暴来而顷刻即逝，或暂止而终亦必亡，敢问有一定之方，可获万全之利否？余曰：是未可以执一论也。请备言之。

凡血证，先分阴阳。有阴虚，有阳虚。阳虚补阳，阴虚补阴，此直治之法，人所共知。又有真阴真阳，阳根于阴，阴根于阳。真阳虚者，从阴引阳。真阴虚者，从阳引阴。复有假阴假阳，似是而非，多以误人。此"真假"二字，旷世之所不讲，举世之所未闻，在杂病不可不知，在血证为尤甚也。汝知之乎？

既分阴阳，又须分三因。风、寒、暑、湿、燥、火外因也。过食生冷，好啖炙煿，醉饱无度，外之内也。喜、怒、忧、思、恐，内因也。劳心好色，内之内也。跌扑闪肭。伤重瘀蓄者，不内外因也。

既分三因，而必以吾身之阴阳为主，或阴虚而挟内外因也，或阳虚而挟内外因也。盖阴阳虚者，在我之正气虚也。三因者，在外之邪气有余也。邪之所凑，其气必虚。

不治其虚，安问其余？

客问曰：吐衄血者，从下炎上之火。暑热燥火，固宜有之，何得有风寒之证？曰：此六淫之气，俱能伤人。暑热者十之一二，火燥者半，风寒者半。而火燥之后，卒又归于虚寒矣。

《内经》曰：岁火太过，炎暑流行，肺金受刑，民病血溢血泄。又曰：少阳之复，火气内发，血溢血泄。是火气能使人失血也。而又云：太阳司天，寒淫所胜。血变于中，民病呕血、血泄、鼽衄、善悲。又太阳在泉，寒淫所胜。民病血见，是寒气能使人失血也。又云：太阴在泉，湿淫所胜。民病血见，是湿气使人失血也。又云：少阴司天之政，水火寒热持于气交。热病生于上，冷病生于下，寒热凌犯，能使人失血者也。太阴司天之政，初之气，风湿相薄。民病血溢，是风湿相搏血溢也。又云：岁金太过，燥气流行。民病反侧咳逆，甚而血溢。是燥气亦能使人血溢也，六气俱能使人血溢，何独火乎？况火有阴火、阳火之不同。日月之火，与灯烛之火不同；炉中之火，与龙雷之火不同；又有五志过极之火。惊而动血者，火起于心；怒而动血者，火起于肝；忧而动血者，火起于肺；思而动血者，火起于脾；劳而动血者，火起于肾。能明乎火之一字，而于血之理，思过半矣。

刘河间先生，特以五运六气暑火立论，故专用寒凉以治火，而后人宗之。不知河间之论，但欲与仲景《伤寒论》对讲，各发其所未发之旨耳，非通论种种不同之火也。自东垣先生出，而论脾胃之火，必须温养，始禁用寒凉。自丹溪先生出，而立阴虚火动之论，亦发前人所未发。可惜大补阴丸、补阴丸二丸中，俱以黄柏、知母为君，而寒凉之弊又盛行矣。嗟乎！丹溪之书不息，岐黄之道不著。余特撰阴阳五行之论，以申明火不可以水灭，药不可以寒攻也。

六淫中虽俱能病血，其中独寒气致病者居多。何也？盖寒伤荣，风伤卫，自然之理。又太阳寒水，少阴肾水，俱易以感寒。一有所感，皮毛先入，肺主皮毛，水冷金寒，肺经先受。血亦水也，故经中之水与血，一得寒气，皆凝滞而不行。咳嗽带痰而出，问其人必恶寒，切其脉必紧。视其血中间，必有或紫、或黑数点，此皆寒浮之验也。医者不详审其证，便以为阴虚火动，而概用滋阴降火之剂，病日深而死日迫矣。余尝用麻黄桂枝汤而愈者数人，皆一服得微汗而愈。盖汗与血一物也，夺血者无汗，夺汗者无血。余读《兰室秘藏》而得此意，因备记以广其传。

一贫者，冬天居大室中，卧大热炕，得吐血，求治于余。余料此病大虚弱而有火。热在内，上气不足，阳气外虚。当补表之阳气，泻其里之虚热，是其法也。冬天居大室，衣盖单薄，是重虚其阳。表有大寒壅遏，里热火邪不得舒伸，故血出于口。忆张仲景所著《伤寒论》中一证，太阳伤寒当以麻黄汤发汗而不与，遂成衄血。却以麻黄汤，立愈。

独有伤暑吐衄者，可用河间法。必审其证，面垢口渴喜饮，干呕腹痛或不痛，发热或不发热，其脉必虚大汗出者，黄连解毒汤主之，甚者白虎汤。

《金匮》方云：心气不足，吐血衄血者，泻心汤主之。大黄二两，黄连、黄芩各一两，水三升，煮取一升，顿服之。此正谓手少阴心经之阴气不足，本经之阳火亢甚无所辅，肺肝俱受其火而病作，以致阴血妄行而飞越。故用大黄泄去亢甚之火，黄芩救肺，黄连救肝，使之和平，则阴血自复而归经矣。

愚按暑伤心，心气既虚，暑气故乘而入之。心主血，故吐衄。心既虚而不能主血，恐不宜过用寒凉以泻心，须以清暑益气汤中，加丹皮、生地，兼犀角地黄治之。盖暑伤心，亦伤气，其人必无气以动，脉必虚，以参芪助气，使气能摄血，斯无弊也。

客问曰：既云须分阴阳，则吐衄血者，阴血受病，以四物汤补血是矣。参芪补气，奚为用之，而复有谓阳虚补阳之说，何耶？曰：子正溺于世俗之浅见也。自王节斋制《本草集要》有云阴虚吐血者，忌人参。服之则阳愈旺，而阴愈消，过服人参者死。自节斋一言，而世之受病治病者，无问阳虚阴虚，而并弃之若砒毒矣，冤哉，冤哉！盖天地间之理，阳统乎阴，血随乎气，故治血必先理气，血脱必先益气，古人之妙用也。

凡内伤暴吐血不止，或劳力过度，其血妄行，出如涌泉，口鼻皆流，须臾不救即死。急用人参一两或二两，为细末，入飞罗面一钱，新汲水调如稀糊，不拘时啜服。或用独参汤亦可。古方纯用补气，不入血药何也？盖有形之血，不能速生，无形之气，所当急固。无形自能生有形也。若有真阴失守，虚阳泛上，亦大吐血，又须八味地黄汤，固其真阴，以引火归原，正不宜用人参。及火既引之而归矣，人参又所不禁。阴阳不可不辨，而先后之分，神而明之，存乎人耳。

凡失血之后，必大发热，名曰血虚发热。古方立当归补血汤，用黄芪一两，当归六钱。名曰补血，而以黄芪为主，阳旺能生阴血也。如丹溪于产后发热，用参、芪、归、芎、黑姜以佐之。或问曰：干姜辛热，何以用之？曰：姜味辛，能引血药入气分，而生新血。神而明之。不明此理，见其大热，六脉洪大，而误用发散之剂，或以其象白虎汤证，而误用白虎，立见危殆。慎之哉！

客又问曰：阳能统阴，闻命矣。伤寒吐血，亦闻命矣。然除伤寒外，或者寒凉之药，不能不少加一二，以杀其火气。至于辛热之品，以火济火，恐一入口而直冲不止，奈何？宁和平守中，以免谤怨。何如？若丹溪产后用干姜者，为有恶露凝留，故用之以化其瘀，未必可为典要也。余见先生治血证，不惟不用寒凉，而反常用大辛热之药，屡以奏功，不已霸乎？曰：子之言，不读古书，不穷至理，不图活人之命者也。试检古人已验之名言以示之。

《金匮》方云：吐血不止，柏叶汤主之。柏叶、干姜各二两，艾三把，以水五升，取马通一升，合煮取一升，分温再服。

凡吐血不已，则气血皆虚，虚则生寒，是故用柏叶。柏叶生而西向，乃禀兑金之气而生，可制肝木。木主升，金主降，取其升降相配，夫妇之道和，则血得以归藏于肝矣，故用是为君；干姜性热，炒黑则止而不走，用补虚寒之血。艾叶之温，能入内而不炎于上，可使阴阳之气，反归于里，以补其寒，用二味为佐；取马通者，为血生于心，心属午，故用午兽之通，主降火消停血，引领而行为使。仲景治吐血准绳，可以触类而长之。

《仁斋直指》云：血遇热则宣流，故止血多用凉药。然亦有气虚挟寒，阴阳不相为守，荣气虚散，血亦错行。所谓阳虚阴必走耳，外必有虚冷之状，法当温中，使血自归于经络。可用理中汤加南木香，或干姜甘草汤，其效甚著。又有饮食伤胃，或胃虚不能传化，其气逆上，亦能吐衄，木香理中汤、甘草干姜汤。出血诸证，每以胃药收功。

曹氏《必用方》：吐血，须煎干姜甘草作汤与服。或四物理中汤亦可，如此无不愈者。若服生地黄、藕汁、竹茹，去生便远。

《三因》方云：理中汤，能止伤胃吐血。以其方最理中脘，分别阴阳，安定气血。按：患人果身受寒气，口受冷物，邪入血分。血得冷而凝，不归经络而妄行者，其血必黑黯，其色必白而夭，其脉必微迟，其身必清凉。不用姜桂而用凉血之剂，殆矣！临病之工，宜详审焉。

《褚氏遗书》云：喉有窍咳血杀人，肠有窍便血杀人。便血犹可治，咳血不易医。饮溲溺百不一死，服寒凉百不一生。血虽阴类，运之者其阳和乎？玩阳和二字，褚氏深达阴阳之妙者矣。

海藏云：胸中聚集之残火，腹里积久之太阴，上下隔绝，脉络部分，阴阳不通。用苦热以定于中，使辛热以行于外。升以甘温，降以辛润，化严肃为春温，变凛冽为和气，汗而愈也。然余毒土苴，犹有存者，周身阳和，尚未泰然。胸中微燥而思凉饮，因食冷物服凉剂，阳气复消，余阴再作。脉退而小，弦细而迟，激而为衄血、吐血者有之，心肺受邪也。下而为便血、溺血者有之，肾肝受邪也。三焦出血，色紫不鲜，此重沓寒湿化毒，凝泣水谷道路，浸渍而成。若见血证，不详本末，便用凉折，变乃生矣。

客又问曰：吐血可用辛热，为扶阳抑阴，始闻命矣。然复有真阴真阳之说，可得闻乎？答曰：世之言阴阳者，气血尽之矣。岂知火为阳气之根，水为阴血之根乎？吾所谓水与火者，又非心与肾之谓。人身五行之外，另有一无形之火，无形之水，流行于五脏六腑之间。惟其无形，故人莫得而知之。试观之天，日为火之精，故气随之。月为水之精，故潮随之。如星家看五行者，必以太阳、太阴为主。然此无形之水火，又有一太极为之主宰，则又微乎微矣。此天地之正气，而人得以生者，是立命之门，谓之元神。无形之火，谓之元气，无形之水，谓之元精，俱寄于两肾中间。故曰五脏之中，惟肾为真，此真水、真火、真阴、真阳之说也。

又问曰：真阴真阳，与血何干乎？曰：子但知血之为血，而不知血之为水也。人身涕唾、津液、痰、汗、便溺，皆水也。独血之水，随火而行，故其色独红。肾中之真水干，则真火炎，血亦随火而沸腾矣。肾中之真火衰，则真水盛，血亦无附而泛上矣。惟水火奠其位，而气血各顺布焉。故以真阴、真阳为要也。

又问曰：既是火之为害，正宜以水治之，而先生独曰火不可水灭，反欲用辛热何耶？曰：子但知火之为火，而不知火有不同也。有天上之火，如暑月伤暑之病是也。方可以井水沃之，可以寒凉折之。若炉中之火，得水则灭。在人身即脾胃之火，脾胃之中无火，将以何者蒸腐水谷，而分温四体耶？至于相火者，龙雷之火，水中之火也。龙雷之炎，得雨而益炽，惟太阳一照，而龙雷自息。及秋冬阳气伏藏，而雷始收声，龙归大海矣。此火不可水灭，而用辛热之义也。当今方书亦知龙雷之火，不可水灭，不可直折。但其注皆曰：黄柏知母之类是也。若是依旧，是水灭直折矣，误天下苍生者，此言也。哀哉！

又问曰：黄柏、知母既所禁用，治之将何如？若与前所论，理中温中无异法，何必分真阴真阳乎？曰：温中者，理中焦也，非下焦也。此系下焦两肾中，先天之真气，与心、肺、脾、胃后天有形之体，毫不相干。且干姜、甘草、当归等药，俱入不到肾经，惟仲景八味肾气丸，斯为对证。肾中一水一火，地黄壮水之主，桂附益火之原，水火既济之道。盖阴虚火动者，若肾中寒冷，龙宫无可安之穴宅，不得已而游行于上，故血亦随火而妄行。今用桂附二味纯阳之火，加于六味纯阴水中，使肾中温暖。如冬月一阳来复于水土之中，龙雷之火，自然归就于原宅。不用寒凉而火自降，不必止血而血自安矣。若阴中水干而火炎者，去桂附而纯用六味，以补水配火，血亦自安，亦不必去火。总之保火为主，此仲景二千余年之玄秘，岂后人可能笔削一字哉？

客又问曰：假寒假热之说何如？曰：此真病之状，惑者，误以为假也。经曰：少阴司天之政，水火寒热持于气交。热病生于上，冷病生于下，寒热凌犯而争于中，民病血溢血泄。《内经》盖指人之脏腑而言。言少阴司天者，肾经也。凡肾经吐血者，俱是下寒上热。阴盛于下，逼阴于上之假证，世人不识而为其所误者多矣。吾独窥其微，而以假寒治之，所谓假对假也。但此证有二，有一等少阴伤寒之证，寒气自下肾经，而感小腹痛或不痛，或呕或不呕，面赤口渴不能饮水，胸中烦躁。此作少阴经外感伤寒看，须用仲景白通汤之法治之。一服即愈，不再作。又有一等真阴失守，命门火衰，火不归元，水盛而逼其浮游之火于上，上焦咳嗽气喘，恶热面红，呕吐痰涎、出血，此系假阳之证。须用八味地黄，引火归元。兹二方俱用大热之药，倘有方无法。则上焦烦热正甚，复以热药投之，入口即吐矣。须以水探冷，假寒驱之。下嗌之后，冷性既除，热性始发，因而呕哕皆除。此加人尿、猪胆汁于白通汤，下以通拒格之寒也。用八味汤者，亦复如是。倘一服寒凉，顷刻立死，慎之哉！

客曰：真假之说，至矣精矣。吾何以辨其为假而识之耶？又何以识其为伤寒与肾虚而辨之耶？曰：此未可以易言也。将欲望而知之，是但可以神遇，而不可以目遇也。将欲闻而知之，是可以气听，而不可以心符也。将欲问而知之，可以意会，而不可以言传也。将欲切而知之，得之心而应之手，巧则在其人，父不能传之子也。若必欲言之，姑妄言乎？余辨之舌耳。凡有实热者，舌胎必燥而焦，甚则黑。假热者，舌虽有白苔而必滑，口虽渴而不能饮水，饮水不过一二口，甚者少顷亦吐出。面虽赤而色必娇嫩，身作躁而欲坐卧于泥水中，此为辨也。伤寒者，寒从下受之，女人多有此证。大小便闭，一剂即愈，此暴病也。阴虚者，大小便俱利，吐痰必多。此阴虚火衰之极，不能以一二药愈，男女俱有之。纵使引得火归，又须以参芪补阳兼补阴，岁月调理。倘不节欲，终亦必亡而已。余所传如此，此不过糟粕耳。所望于吾子者，得意而忘言，斯得之矣。

凡治血证，前后调理，须按三经用药。心主血，脾裹血，肝藏血，归脾汤一方，三经之方也。远志、枣仁补肝以生心火；茯神补心以生脾土；参、芪、甘草补脾以固肺气；木香者，香先入脾，总欲使血归于脾，故曰归脾。有郁怒伤脾思虑伤脾者，尤宜。火旺者，加山栀、丹皮。火衰者，加丹皮、肉桂。又有八味丸，以培先天之根，治无余法矣。

薛立斋遇星士张东谷谈命时，出中庭，吐血一二口，云：久有此证，遇劳即发。余意此劳伤肺气，其血必散。视之果然。与补中益气汤，加门冬、五味、山药、熟地、茯神、远志，服之而愈。翌早请见，云：服四物、黄连、山栀之类，血益多而倦益甚。得公一匕，吐血顿止，精神如故。何也？薛曰：脾统血，肺主气，此劳伤脾肺，致血妄行。故用前药，健脾肺之气，而嘘血归元耳。

一男子咳嗽吐血，热渴痰盛，盗汗遗精。用六味地黄料，加门冬、五味治之愈。后因劳怒，忽吐紫血块，先用花蕊石散，化其紫血，又用独参汤渐愈。后劳则咳血一二口，脾肺肾三脉皆洪数，用归脾汤六味丸而全愈。

一童子年十四，发热吐血。余谓宜补中益气，以滋化源。不信。用寒凉降火愈甚。始谓余曰：童子未室，何肾虚之有？参芪用之奚为？余述丹溪云：肾主闭藏，肝主疏泄，二脏俱有相火，而其系上属于心，为物所感，则易于动。心动则相火翕然而起，虽不交会，其精已暗耗。又褚氏《精血篇》云，男子精未满而御女，以通其精。则五脏有不满之处，异日必有难状之疾。遂与补中益气六味地黄而瘥。

愚谓童子之证，须看先天父母之气，而母气为尤重。凡惊风痘疹，肾虚发热，俱以母气为主。如母有火者，其子必有火。母脾虚者，子必多脾病。母火衰者，子必从幼有肾虚证。如齿迟、语迟、行迟、囟门开大、肾疳等证，皆先天不足。从幼填补，亦有可复之天。不必如上所言暗泄，方有血证。

客问曰：吐血衄血，同是上炎之火，一出于口，一出于鼻，何也？

东垣云：衄血出于肺，从鼻中出也。呕血出于胃，吐出成碗成盆也。咯唾血者，出于肾，血如红缕，在痰中唾中，咳咯而出也。痰涎血者，出于脾，涎唾中有少血散漫而出也。

东垣论虽如此，然肺不特衄血，亦能咳血唾血。不特胃呕血，肝亦呕血。盖肺主气，肝藏血。肝血不藏，乱气自两胁中，逆而出之。然总之是肾水随相火，炎上之血出。肾主水，水化液为痰、为唾、为血。肾脏上入肺，循喉咙，挟舌本，其支者从肺出络心，注胸中，故病则俱病也。但衄血出于经，衄行清道；吐血出于胃，吐行浊道；喉与咽二管不同也。盖经者，走经之血，走而不守，随气而行。火气急，故随经直犯清道而出于鼻。其不出于鼻者，则为咳咯，从肺窍而出于咽也。胃者守营之血，守而不走，存于胃中。胃气虚不能摄血，故令人呕吐，从喉而出于口也。今人一见吐衄，便以犀角地黄为必用之药，然耶否耶？曰：犀角地黄乃是衄血之的方，若阴虚火动，吐血与咳咯者，可以借用成功。若阳虚劳力，及脾胃虚者，俱不宜。盖犀，水兽也，焚犀可以分水，可以通天。鼻衄之血，从任督而至巅顶，入鼻中。惟犀角能下入肾水，由肾脉而上引。地黄滋阴之品，故为对证。今方书中所载云：如无犀角，以升麻代之。犀角、升麻气味形性，迥不相同，何以代之？曰：此又有说焉。盖缘任冲二脉，附阳明胃经之脉，亦入鼻中。火郁于阳明而不得泄，因成衄者，故升麻可代。升麻阳明药，非阳明经衄者，不可代。衄亦有阴虚火衰者，其血必点滴不成流，须用壮火之剂，不可概用犀角。有伤寒病五六日，但头汗出，身无汗，剂颈而还，小便自利，渴饮水浆，此瘀血证也。宜犀角地黄汤，桃仁承气汤。看上下虚实，用犀角地黄汤治上，桃仁承气汤治中，抵当汤丸治下也。

有血从齿缝中，或牙龈中出，名曰齿衄。亦系阳明少阴二经之证。盖肾主骨，齿者骨之标，其龈则属胃土。又上齿止而不动属土，下齿动而不止属水。凡阳明病者，口臭不可近，根肉腐烂，痛不可忍，血出或如涌，而齿不动摇。其人必好饮，或多啖炙煿肥甘豢养所致。内服清胃汤，外敷石膏散。甚者服调胃承气汤，下黑粪而愈。或有胸虚热者，以补中益气加丹皮、黄连亦得。少阴病者，口不臭，但浮动，或脱落出血，或缝中痛而出血，或不痛。此火乘水虚而出，服安肾丸而愈。余尝以水虚有火者，用六味加骨碎补。无火者，八味加骨碎补，随手而应。外以雄鼠骨散敷之，齿动复固。又有齿痛连脑者，此系少阴伤寒，用麻黄附子细辛汤，不可不知。又小儿疳证，出血口臭肉烂者，芦荟丸主之。

有怒气伤肝，而成吐衄者，其人必唇青面青脉弦，须用柴胡栀子清肝散。

有郁气伤脾者，须用归脾汤，加丹皮、山栀。推而广之，世人因郁而致血病者多，凡郁皆肝病也。木中有火，郁甚则火不得舒，血不得藏而妄行。但郁之一字，不但怒为郁，忧为郁，怒与忧固其一也。若其人素有阴虚火证，外为风寒暑湿所感，皮毛闭塞即为郁。郁则火不得泄，血随火而妄行。郁于经络，则从鼻而出。郁于胃脘，则从吐而出。凡系郁者，其脉必涩，其人必恶风恶寒。不知者，便以为虚而温补之，误矣。须视其面色必滞，必喜呕，或口苦，或口酸，审有如是证。必当舒散其郁为主，木郁则达之，火郁则发之是也。其方惟逍遥散为的药，外加丹皮、茱、连，随手而应。血止后，若不用六味地黄，以滋其阴，翌日必发。余于五郁论中，言之详矣。

有饮酒过多，伤胃而吐血。从吐后出者，以葛花解醒汤，加丹皮倍黄连，使之上下分消。酒病愈，血亦愈矣。有过啖炙煿辛热等物而得者，上焦壅热，胸腹满痛，血出紫黑成块者，可用桃仁承气汤，从大便导之。此釜底抽薪之法。

已上二证，虽属内伤，犹作有余之证，可用前法。

有妇人发热，经水适来适止，谵语昼轻夜重，如见鬼，小便利或不禁，此名热入血室。须用小柴胡汤，加红花、生地、丹皮、官桂、归尾，破血之剂。详见伤寒门。

有坠车坠马，跌扑损折，失血瘀蓄，肿痛发热者，先以桃仁、大黄、川芎、当归、赤芍、丹皮、红花，行血破瘀之剂，折其锐气。而后区别治之，以和血消毒之药。张子和尝以通经散、神祐丸，大下数十行，病去如扫，不致有瘫残跛躃之患。又尝以此法，治杖疮痛肿发热绝者，十余行而肿退热消，真不虚语也。

有产后恶露未尽，儿枕作痛者，须用桃仁、红花、当归、川芎、赤芍、丹皮等，行血破血之药，加姜桂辛热，以行其瘀。又有虚痛无瘀血者，当另行温补，不可概用破血之剂，且以今时之弊言之。夫人之吐衄，非阴虚则阳虚，余备言矣。今人一见血证，以为阴虚者，血虚也。舍四物何法乎？火动者热也，非芩连栀柏何药乎？咳嗽者，火也。非紫菀、百部、知母、贝母何物乎？丹溪、节斋，俱有明训，岂能外之？谁知阴虚之证，大抵上热下寒者多，始而以寒凉进之，上焦非不爽快，医者病者，无不以为道在是矣。稍久则食减，又以为食不化，加神曲、山楂。再久而热愈盛，痰嗽愈多，烦躁愈甚，又以药力欠到，寒凉增进，而泄泻腹胀之证作矣。乃以枳壳、大腹皮、宽中快气之品进矣，至此不毙，将待何时？故咳嗽吐血，时时发热，未必成瘵也。服四物黄柏知母之类不已，则瘵成矣。胸满膨胀，悒悒不快，未必成胀也，服山楂神曲之药不已，则胀成矣。面浮胕肿，小便秘涩，未必成水也，服渗利之药不已，则水成矣。气滞膈塞，未必成噎也，服青皮枳壳宽快之药不已，则噎成矣。成则不可复，药及阽于危，乃曰病犯条款，虽对证之药，无可奈何也。

附方：

中风：

三生饮方

生南星一两　生川乌半两，去皮　生附子半两，去皮　木香二钱

每用共一两，加人参一两煎。

河间地黄饮子方

熟地　巴戟去心　山茱萸肉　肉苁蓉酒浸　附子

石斛　五味　茯苓　石菖蒲　远志去心　官桂　麦门冬去心

各等分，每服五钱，入薄荷少许，姜枣煎服。

易老天麻丸方

天麻六两，酒浸三日，焙干。除风　牛膝六两，酒浸三日，焙干。强筋　玄参六两。枢机管领　杜仲七两。使筋骨相著　萆薢六两。壮筋　当归二十两。和养血脉　附子一两，炮过。行诸经中之血　羌活十两。去骨间风　生淮地黄一斤。益真阴

诸书所载，名曰愈风丹，与此方相合。治诸风肢体麻木，手足不遂等证。但愈风丹无附子，加肉桂三两，淮地黄一斤，其余品数分两俱一般。

考补小续命汤

麻黄　人参　黄芩　白芍　防己　桂枝　川芎　防风　甘草　附子　杏仁　石膏　当归

本方无附子、防风、防已。

厥：

六味附子汤

附子　肉桂　防己各四钱　白术　茯苓各三钱　炙甘草二钱

蒲黄汤

蒲黄一两，炒褐色　清酒十大盏，热沃之

温服。

二十四味流气饮

丁香　肉桂　草果　麦门冬　赤茯苓　木通　槟榔　枳壳　厚朴　木瓜　大腹皮　青皮　陈皮　木香　人参

白术　蓬莪术　甘草　紫苏　香附　菖蒲

乌梅丸

乌梅三十个去核　人参　细辛　香附　附子炮　桂枝洗净，炮，各六钱　黄连一两六钱，炒　干姜一两，炮　当归酒浸　蜀椒去目及闭口者，各四钱

共为丸，理中汤下。

八味顺气散

白芷　台乌　青皮　陈皮　白术　人参　茯苓　甘草

伤寒：

桂枝汤　治太阳经伤风发热，自汗恶风。

桂枝　芍药　甘草

麻黄汤　治太阳经伤寒发热，无汗恶寒。

麻黄　桂枝　甘草　杏仁

小柴胡汤　治少阳胆经耳聋胁痛，寒热往来，口苦。

柴胡　黄芩　甘草

大柴胡汤　表证未除，而里证又急，汗下兼行。

柴胡　黄芩　芍药　半夏　人参　大黄　枳实

白虎汤　治身热大渴而有汗，脉洪大者。如无渴者，不可用此药，为大忌。倘是阴虚发热，服之者死。若五六月暑病者，必用此方，又当审其虚实。

石膏　知母　甘草　人参　竹叶　糯米

调胃承气汤　治太阳阳明不恶寒反恶热，大便秘结而呕，日晡潮热者。阳明有二证，在经则解肌，入腑则攻下。

大黄　甘草　芒消

小承气汤　六七日不大便，腹胀满闷，病在阳明表证。汗后不恶寒，潮热狂言而喘者。

大黄　厚朴　枳实

大承气汤　治阳明少阴谵语，五六日不大便。腹满烦渴，并少阴舌干口燥，日晡发热脉沉实者。

大黄　厚朴　枳实　芒消

桃仁承气汤　治外证已解，小腹急，大便黑，小便利，为瘀血证。

桃仁　大黄　桂枝　芒消　炙草

四逆散　治阳气亢极，血脉不通，四肢厥逆，在臂胫之下。若阴证则上过乎肘，下过乎膝，以此为辨也。

柴胡　芍药　甘草　枳实

理中汤　治即病太阴，自利不渴，寒多而腹痛等证。

人参　甘草　干姜　白术

加附子，即为附子理中汤。

真武汤

茯苓　芍药　生姜　附子　白术

四逆汤

附子　干姜　甘草

术附汤

白术　甘草　附子

姜附汤

干姜　附子

回阳返本汤　此方治阴盛格阳，阴极发躁。渴而面赤，欲坐卧泥水中，脉来无力，或脉全无欲绝者。

熟附　干姜　甘草　人参　五味　黄连　腊茶

面戴阳者，下虚也。加连须、葱白七茎，用澄清泥浆水煎。临服须以冷水探冷：入猪胆汁、人尿各一匙服。无脉者，脉渐出者生，暴出者死。

生地黄连汤

生地　川芎　当归　栀子　黄连　黄芩　芍药　防风

温病：

阳毒升麻汤

升麻半两　当归　蜀椒　雄黄　桂枝各一两

每服五钱，水一锺半，煎一盏，温服。复手足取汗。得吐亦佳。

阴毒甘草汤

甘草　升麻各半两　当归　川椒　鳖甲各一两

每服五钱，水一盏半，煎一盏服。

此二方，与《伤寒论》阳毒阴毒特异，故记之。是感天地疫疠非常之气，沿家传染，所谓时疫证者是也。

古方逍遥散

柴胡　薄荷　当归　芍药　陈皮　甘草　白术　茯神

加味者，加丹皮、山栀。予以山栀、屈曲下行泄水，改用茱萸炒黄连。

血证：

麻黄桂枝汤

人参益上焦元气不足，而实其表也。　麦门冬保肺气。各三分　桂枝辛甘，发散寒气。　当归和血养血。各五分

麻黄去根沫。主发散寒气　甘草味甘。发散寒气　黄芪实表益卫　白芍药已上各一钱　五味子五个。安其脉气

上以水三盏，先煮麻黄一味，令沸，去沫。至二盏，入余药同煎至一盏，去渣，热服。只一服而愈，不再作。

卷之四 先天要论上

八味丸方

八味丸 治命门火衰，不能生土，以致脾胃虚寒，饮食少思，大便不实。若下元衰惫，脐腹疼痛，夜多溲溺等证。

熟地黄八两，用真生怀庆酒洗净，浸一宿，柳木甑，砂锅上蒸半日，晒干，再蒸再晒，九次为度，临用捣膏 山药四两 山茱萸肉四两 丹皮三两 白茯苓三两 泽泻三两 肉桂一两 附子一两

制附子法：附子重一两三四钱，有莲花瓣，头圆底平者佳。备童便五六碗，浸五七日，候透润，揭皮切作四块，仍浸三四日，用粗纸数层包之，浸湿煨灰火中。取出切片，检视有白星者，仍用新瓦上炙热，至无星为度。如急欲用，即切大片，用童便煮三四沸，热瓦上炮熟用之。

八味丸，乃张仲景所制之方也。《圣惠》云：能伐肾邪，皆君主之药，宜加减用。加减不依易老亦不效。今人有加人参者，人参乃是脾经药，到不得肾经。有加黄柏、知母者，有欲减泽泻者，皆不知立方本意也。

六味加五味子，名曰都气丸，述类象形之意也。

钱氏减桂附，名曰六味地黄丸，以治小儿。以小儿纯阳，故减桂附。

杨氏云：常服，去附子加五味，名曰加减八味丸。

丹溪有三一肾气丸，独此方不可用。

仲景有金匮肾气丸。

益阴地黄丸，治目病火衰者。济阴地黄丸，治目病有火者。二方见《原机启微》。

易老云：八味丸治脉耗而虚，西北二方之剂也。金弱木胜，水少火亏。或脉鼓按之有力，服之亦效。何也？答曰：诸紧为寒，火亏也，为内虚水少，为木胜金弱，故服之亦效。

张仲景八味丸用泽泻论

出《东垣十书》

张仲景八味丸用泽泻，寇宗奭《本草衍义》云：不过接引桂附等归就肾经，别无他意。王海藏韪之。愚谓八味丸，以地黄为君，而以余药佐之，非止为补血之剂，盖兼补气也。若专为补肾而入肾经，则地黄、山茱萸、白茯苓、牡丹皮，皆肾经之药，固不待夫泽泻之接引，而后至也。其附子，乃右命门之药，浮、中、沉，无所不至，又谓通行诸经引用药。官桂能补下焦相火不足，是亦右肾命门药也。然则桂附，亦不待夫泽泻之接引，而后至矣。且泽泻虽曰咸以泻肾，乃泻肾邪，非泻肾之本也。故五苓散用泽泻者，讵非泻肾邪乎。白茯苓亦伐肾邪，即所以补正耳。是则八味丸之用泽泻者，非为接引诸药泻肾邪。盖取其养五脏，益气力，起阴气，补虚损、五劳之功，寇氏又何疑耶？且泽泻固能泻肾，然从于诸补药之中，虽欲泻之，而力莫能施矣。其妙为何知？

余所以谆谆于此方者，盖深知仲景为立方之祖，的认此方为治肾之要，毫不敢私意增减。今人或以脾胃药杂之，或以寒凉加之，皆不知立方之本意也。余特将仲景立意之奥旨，阐发于各条门下。

水 火 论

坎，乾水也，气也。即小而井，大而海也。兑，坤水也，形也。即微而露，大而雨也。一阳陷于二阴为坎，坎以水气潜行地中，为万物受命根本。故曰润万物者，莫润乎水。一阴上彻于二阳为兑，兑以有形之水，普施于万物之上，为资生之利泽。故曰说万物者，莫说乎泽。明此二水，可以悟治火之道矣。心火者，有形之火也。相火者，无形之火也。无形之火，内燥热而津液枯，以五行有形之兑水制之者，权也。吾身自有上池真水，气也，无形者也。以无形之水沃无形之火，常而可久者也。是为真水真火，升降既宜，而成既济矣。医家不悟先天太极之真体，不穷无形水火之妙用，而不能用六味、八味之神剂者，其于医理，尚欠大半。

陈希夷《正易消息》曰：坎，乾水也，气也。一阳陷于二阴为坎，坎以水气，潜行地中，为万物受命根本。故曰润万物者，莫润乎水。盖润液也，气之液也。《月令》于仲秋乃云：煞气浸盛，阳气日衰，水始涸。是水之涸，地之死也。于仲冬乃云：水泉动，然而是月一阳生，是水之动，地之生也。由斯而观，不过欲人脱死地，而求生地。凡举动先自潜固根本以待，后乃能万应而万举万胜，明其理也。

六味丸 一名地黄丸 治肾虚作渴，小便淋秘，气壅痰涎，头目眩晕，眼花耳聋，咽燥舌痛齿痛，腰腿痿软等证。及肾虚发热，自汗盗汗，便血诸血，失音。水泛为痰之圣药，血虚发热之神剂。又治肾阴虚弱，津液不降，败浊为痰，或致咳逆。又治小便不禁，收精气之虚脱，为养气滋肾，制火导水，使机关利而脾土健实。

熟地黄八两，杵膏　山茱萸肉　山药各四两　牡丹皮　白茯苓　泽泻各三两

上为细末，和地黄膏，加炼蜜，丸桐子大，每服七八十丸。空心食前，滚盐汤下。凡服须空腹，服毕少时，便以美膳压之，使不得停留胃中，直至下元，以泻冲逆也。

六味丸说

肾虚不能制火者，此方主之。肾中非独水也，命门之火并焉。肾不虚，则水足以制火。虚则火无所制，而热证生矣，名之曰阴虚火动。河间氏所谓肾虚则热是也。今人足心热，阴股热，腰脊痛，率是此证，乃咳血之渐也。熟地黄、山茱萸，味厚者也。经曰：味厚为阴中之阴，故能滋

少阴补肾水。泽泻味咸，咸先入肾，地黄、山药、泽泻，皆润物也。肾恶燥，须此润之。此方所补之水，无形之水，物之润者亦无形，故用之。丹皮者，牡丹之根皮也。丹者，南方之火色，牡而非牝属阳。味苦辛，故入肾而敛阴火，益少阴，平虚热。茯苓味甘而淡者也，甘从土化，土能防水，淡能渗泄，故用之以制水脏之邪，且益脾胃而培万物之母。壮水之主，以镇阳光，即此药也。

八味丸说

君子观象于坎，而知肾中具水火之道焉。夫一阳居于二阴为坎，此人生与天地相似也。今人入房盛而阳事易举者，阴虚火动也。阳事先痿者，命门火衰也。真水竭则隆冬不寒，真火息则盛夏不热。是方也，熟地、山萸、丹皮、泽泻、山药、茯苓，皆濡润之品，所以能壮水之主。肉桂、附子，辛润之物，能于水中补火，所以益火之原。水火得其养，则肾气复其天矣。益火之原，以消阴翳，即此方也。盖益脾胃而培万物之母，其利溥矣。

滋阴降火论

节斋云：人之一身，阴常不足，阳常有余。况节欲者少，纵欲者多。精血既亏，相火必旺。火旺则阴愈消，而痨瘵、咳嗽、咯血、吐血等证作矣。故宜常补其阴，使阴与阳齐，则水能制火，而水升火降，斯无病矣。故丹溪先生，发明补阴之说，谓专补左尺肾水也。古方滋补药，皆兼补右尺相火，不知左尺原虚，右尺原旺。若左右平补，依旧火胜于水，只补其左制其右，庶得水火相平也。右尺相火，固不可衰。若果相火衰者，方宜补火。但世之人火旺致病者，十之八九，火衰成病者，百无一二。且少年肾水正旺，似不必补，然欲心正炽，妄用太过。至于中年，欲心虽减，然少年斫丧既多，焉得复实。及至老年，天真渐绝，只有孤阳，故补阴之药，自少至老，不可缺也。节斋先生发明先圣之旨，以正千载之讹，其功盛哉！但水衰者固多，火衰者亦不少。先天禀赋若薄者，虽童子尚有火衰之证，焉可独补水哉？况补阴丸中，以黄柏、知母为君，天麦门冬为佐。盖黄柏苦寒泄水，天门寒冷损胃，服之者，不惟不能补水，而且有损于肾。故滋阴降火者，乃谓滋其阴，则火自降。当串讲，不必降火也。然二尺各有阴阳水火，互相生化，当于二脏中各分阴阳虚实，求其所属而平之。若左尺脉虚弱而细数者，左肾之真阴不足也，用六味丸。右尺脉迟软，或沉细而数欲绝者，是命门之相火不足也，用八味丸。至于两尺微弱，是阴阳俱虚，用十补丸。此皆滋其先天之化源，实万世无穷之利。自世之补阴者，率用黄柏、知母，反戕脾胃，多致不起，不能无遗憾于世。予特表而出之，以广前人之未备，使医者病者，加意于六味、八味二方云。

附录：

十补丸 治肾虚冷，足寒膝软。

五味子 附子各二两 山萸 山药 丹皮 桂心 茯苓 泽泻 制鹿茸各一两

相火龙雷论

火有人火，有相火。人火者，所谓燎原之火也。遇草而爇，得木而燔，可以湿伏，可以水灭，可以直折。黄连之属，可以制之。相火者，龙火也，雷火也。得湿则焫，遇水则燔。不知其性，而以水折之，以湿攻之，适足以光焰烛天，物穷方止矣。识其性者，以火逐之，则焰灼自消，炎光扑灭。古书泻火之法，意盖如此。今人率以黄柏治相火，殊不知此相火者，寄于肝肾之间。此乃水中之火，龙雷之火也。若用黄柏苦寒之药，又是水灭湿伏，龙雷之火愈发矣。龙雷之火，每当浓阴骤雨之时，火焰愈炽。或烧毁房屋，或击碎木石，其势诚不可抗。惟太阳一照，火自消灭。此得水则炽，得火则灭之一验也。

又问：龙雷何以五六月而启发，九十月而归藏？盖冬时，阳气在水土之下，龙雷就其火气而居于下。夏时，阴气在下，龙雷不能安其身而出于上。明于此义，故惟八味丸，桂附与相火同气，直入肾中，据其窟宅而招之。同气相求，相火安得不引之而归原？即人非此火不能有生，世人皆曰降火，而予独以地黄滋养水中之火。世人皆曰灭火，而予独以桂附温补天真之火。千载不明之论，予独表而出之，高明以为何如？

震本坤体，阳自外来交之，有动乎情欲之象。是以圣人于卦中，凡涉乎震体者，取义尤严。洊雷震，君子以恐惧修省。在复，则曰先王以至日闭关，欲其复之静也，在随，则曰向晦入晏，意欲其居之安也。在颐，则曰慎言语，节饮食，欲其养之正也。明乎此义，而相火不药自伏矣。

阴虚发热论

世间发热类伤寒者数种，治各不同。伤寒、伤风及寒疫也，则用仲景法。温病及瘟疫也，则用河间法。此皆论外感者也。今人一见发热，皆认作伤寒，率用汗药以发其表。汗后不解，又用表药以凉其肌。柴胡、凉膈、白虎、双解等汤，杂然并进。若是虚证，岂不殆哉？自东垣出，而发内伤补中益气之论。此用气药以补气之不足者也。至于劳心好色，内伤真阴。真阴既伤，则阳无所附，故亦发热，其人必面赤烦躁，口渴引饮，骨痛，脉数而大，或尺数而无力者是也。惟丹溪发明补阴之说，以四物汤加黄柏、知母，此用血药以补血之不足者也。世袭相因，屡用不效何耶？盖因"阴"字认不真，误以血为阴耳，当作肾中之真阴，即先天也。《内经》曰：诸寒之而热者，取之阴。诸热之而寒者，取之阳。所谓求其属也。王太仆先生注云：大寒而盛，热之不热，是无火也。大热而盛，寒之不寒，是无水也。又云：倏忽往来，时发时止，是无火也。昼见夜伏，夜见昼止，时节而动，是无水也。当求其属而主之。无火者，宜益火之源，以消阴翳。无水者，宜壮水之主，以镇阳光。必须六味、八味二丸，出入增减，以补真阴，屡用屡效。若泥黄柏、知母苦寒之说，必致损伤脾阴而毙者，不可胜举。大抵病热作渴，饮冷便秘，此属实热，人皆知之。或恶寒发热，引衣踡卧，四肢逆冷，大便清利，此属真寒，人亦易知。至于烦扰狂越，不欲近衣，欲坐卧泥水中，此属假热之证。其甚者，烦极发燥，渴饮不绝，舌如芒刺，两唇燥裂，面如涂朱，身如焚燎，足心如烙，吐痰如涌，喘急大便秘结，小便淋沥，三部脉洪大而无伦。当是时也，却似承气证，承气入口即毙，却似白虎证，白虎下咽即亡。若用二丸，缓不济事，急以加减八味丸料一斤，内肉桂一两，以水顿煎五六碗，水冷与饮，诸证自退。翌日，必畏寒脉脱，是无火也，当补其阳，急以附子八味丸料，煎服自愈。此证与脉俱变其常，而不以常法治之者也。若有产后及大失血后，阴血暴伤，必大发热，亦名阴虚发热。此"阴"字正谓气血之阴，若以凉药正治立毙。正所谓象白虎汤证，误服白虎汤必死。当此之时，偏不用四物汤，有形之血，不能速化，几希之气，所宜急固，须用独参汤，或当归补血汤，使无形生出有形来。此阳生阴长之妙用，不可不知也。或问曰：子之论则详矣。气虚血虚，均是内伤，何以辨之？予曰：悉乎子之问也。盖阴虚者，面必赤，无根之火，载于上也。若是阳证，火入于内，面必不赤，其口渴者，肾水干枯，引水自救也。但口虽渴，而舌必滑，脉虽数而尺必无力，甚者尺虽洪数，而按之必不鼓，此为辩耳。虽然若问其人曾服过凉药，脉亦有力而鼓指矣。戴复庵云：服凉药而脉反加数者，火郁也。宜升宜补，切忌寒凉，犯之必死。临证之工，更宜详辨，毫厘之差，枉人性命，慎哉慎哉！

痰　论

王节斋云：痰之本水也，原于肾。痰之动湿也，主于脾。古人用二陈汤，为治痰通用。然以治湿痰寒痰则是矣。若夫阴火炎上，熏于上焦，肺气被郁，故其津液之随气而升者，凝结而成痰，腥秽稠浊。甚则有带血而出者，此非中焦脾胃湿痰寒痰之所比，亦非半夏、枳壳、南星之所治，惟用清气化痰，须有效耳。噫！节斋论痰，而首揭痰之本于肾，可为发前人所未发，惜乎启其端，而未竟其说。其所制之方，皆治标之药，而其中寒凉之品甚多，多致损胃。惟仲景先生云：气虚有痰，用肾气丸补而逐之。吴茭山《诸证辨疑》又云：八味丸治痰之本也。此二公者，真开后学之蒙聩，济无穷之夭枉。盖痰者，病名也。原非人身之所有，非水泛为痰，则水沸为痰，但当分有火、无火之异耳。肾虚不能制水，则水不归源。如水逆行，洪水泛滥而为痰，是无火者也。故用八味丸，以补肾火。阴虚火动，则水沸腾动于肾者，犹龙火之出于海，龙兴而水附。动于肝者，犹雷火之出于地，疾风暴雨，水随波涌而为痰，是有火者也。故用六味丸以配火，此不治痰之标，而治痰之本者也。然有火、无火之痰，何以辨之？曰：无火者纯是清水，有火者中有重浊白沫为别耳！善用者，若能于肾虚者，先以六味、八味，壮水之主，益火之原。复以四君子或六君子，补脾以制水。于脾虚者，既补中理中，又能以六味、八味制水以益母，子母互相生克，而于治痰之道，其庶几矣。

庞安常有言，有阴水不足，阴火上升，肺受火侮，不得清肃下行，由是津液凝浊，生痰不生血者。此当以润剂，如门冬、地黄、枸杞之属滋其阴，使上逆之火，得返其宅而息焉，则痰自清矣。投以二陈，立见其殆。有肾虚不能纳气归原，原出而不纳则积，积而不散则痰生焉，八味丸主之。庞公之见甚确，录之以为案。

《蒙筌》谓地黄泥膈生痰，为痰门禁药，以姜汁炒之。嗟乎！若以姜汁炒之，则变为辛燥，地黄无用矣。盖地黄，正取其濡润之品，能入肾经。若杂于脾胃药中，土恶湿，安得不泥膈生痰？八味、六味丸中诸品，皆少阴经的药，群队相引，直入下焦，名曰水泛为痰之圣药。空腔服之，压以美膳，不留胃中。此仲景制方立法之妙，何必固疑。

咳 嗽 论

咳谓无痰而有声，嗽是有痰而有声。虽分六腑五脏之殊，而其要皆主于肺。盖肺为清虚之府，一物不容，毫毛必咳。又肺为娇脏，畏热畏寒。火刑金故嗽，水冷金寒亦嗽，故咳嗽者，必责之肺。而治之之法，不在于肺，而在于脾。不专在脾，而反归重于肾。盖脾者，肺之母。肾者，肺之子。故虚则补其母，虚则补其子也。

如外感风寒而咳嗽者，今人率以麻黄、枳壳、紫苏之类，发散表邪。谓从表而入者，自表而出。如果系形气病气俱实者，一汗而愈。若形气病气稍虚者，宜以补脾为主，而佐以解表之药。何以故？盖肺主皮毛，惟其虚也。故凑理不密，风邪易以入之。若肺不虚，邪何从而入耶？古人所以制参苏饮中必有参，桂枝汤中有芍药、甘草，解表中兼实脾也。脾实则肺金有养，皮毛有卫，已入之邪易以出，后来之邪，无自而入矣。若专以解表，则肺气益虚，腠理益疏，外邪乘间而来者，何时而已耶？须以人参、黄芪、甘草以补脾，兼桂枝以驱邪。此予谓不治肺而治脾，虚则补其母之义也。

《仁斋直指》云：肺出气也，肾纳气也。肺为气之主，肾为气之本。凡咳嗽暴重，动引百骸，自觉气从脐下逆奔而上者，此肾虚不能收气归元，当以地黄丸、安肾丸主之。毋徒从事于肺，此虚则补子之义也。余又有说焉，五行之间，惟肺肾二藏，母盛而子宫受邪。何则？肺主气，肺有热，则气得热而上蒸，不能下生于肾，而肾受邪矣。肾既受邪，则肺益病。此又何也？盖母藏子宫，子隐母胎。凡人肺金之气，夜卧则归藏于肾水之中。今因肺受心火之邪，欲下避水中，而肾水干枯有火，无可容之地，于是复上而病矣。

有火烁肺金而咳嗽者，宜清金降火。今之医书中，论清金降火者，以黄芩、天麦冬、桑白皮清肺金，以黄连降心火，石膏降胃火，以四物、黄柏、知母降阴火。谓枳半燥泄伤阴，易用贝母、瓜蒌、竹沥、枇杷叶，以润肺而化痰。已上治法，岂不平正通达耶？殊不知清金降火之理，似是而实非。补北方，正所以泻南方也。滋其阴，即所以降火也。独不观启玄子壮水之主，以制阳光乎？予相火论及滋阴降火论中，已详言黄柏知母之不宜用，与夫寒凉诸药之害矣。予又有说焉，王节斋云：凡酒色过度，损伤肺肾真阴者，不可服参芪，服之过多则死。盖恐阳旺而阴消也。自此说行，而世之治阴虚咳嗽者，视参芪如砒毒，以黄柏知母为灵丹。使患此证而服此药者，百无一生，良可悲也。有能寡欲而不服药者，反可绵延得活，可见非病不可治，乃治病之不如法也。盖病本起于房劳太过，亏损真阴。阴虚而火上，火上而刑金故咳，咳则金不能不伤矣。予先以壮水之主之药，如六味地黄之类，补其真阴，使水升而火降。随即以参芪救肺之品，以补肾之母，使金水相生而病易愈矣。世之用寒凉者，肤浅庸工，固不必齿。间有知用参芪者，不知先壮水以镇火，而遽投参芪以补阳，反使阳火愈旺，而金益受伤，岂药之罪哉？此所谓不识先后著者也。

有脾胃先虚，土虚不能制水，水泛为痰，子来乘母而嗽者矣。又有初虽起于心火刑金，因误服寒凉，以致脾土受伤，肺益虚而嗽者。乃火位之下，水气承之，子来救母，肾水复火之仇。寒水挟木势而上侵于肺胃，水冷金寒故嗽。前病未除，新病愈甚。粗工不达此义，尚谓痰火难除，寒凉倍进，岂不殆哉！斯时也，须用六君子汤加炮姜，以补脾肺。八味丸以补土母，而引水归原。此等治咳嗽之法，幸同志者加之意焉。

《金匮》云：咳而上气，喉中水鸡声，射干麻黄汤主之。此论外感。有嗽而声哑者，盖金实不鸣，金破亦不鸣。实则清之，破则补之，皆治肺之事也。又须知少阴之络入肺中，循喉咙，挟舌本。肺为之标，本虚则标弱，故声乱咽嘶，舌萎声不能前。出仲景伤寒书。

一男子年五十余岁，病伤寒咳嗽，喉中声如齁。与独参汤，一服而齁声除，至二三服而咳嗽亦渐退，服二三斤病始全愈。此阳虚之案。

《衍义》云：有暴嗽服诸药不效，或教之进生料鹿茸丸、大菟丝子丸方愈。有本有标，却不可以其暴嗽，而疑骤补之非。所以易愈者，亦觉之早故也。此阴虚之案。

有一等干咳嗽者，丹溪云：干咳嗽极难治，此系火郁之证。乃痰郁其火，邪在中，用逍遥散以开之，下用补阴之剂而愈。

吐血论

问：吐血多起于咳嗽，嗽血者，肺病也。方家多以止嗽药，治肺兼治血而不效，何也？曰：诸书虽分咳血、嗽血出于肺，咯血、唾血出于肾，余谓咳嗽，咯唾皆出肾。盖肾脉入肺，循喉咙，挟舌本。其支者，从肺出络心注胸中。故二脏相连，病则俱病，而其根在肾。肾中有火有水，水干火燃，阴火刑金，故咳。水挟相火而上化为痰，入于肺。肺为清虚之府，一物不容，故嗽中有痰唾带血而出者，肾水从相火炎上之血也，岂可以咳嗽独归之肺耶？《褚氏遗书》津润论云：天地定位，水位乎中。人肖天地，亦有水焉。在上为痰，在下为水，伏皮为血，从毛窍中出为汗。可见痰也、水也、血也，一物也。血之带痰而出者，乃肾水挟相火炎上也。又云：服寒凉百不一生，饮溲溺百不一死。童便一味，可谓治血之要。然但暴发之际，用之以为降火消瘀之急剂则可，若多服，亦能损胃。褚氏特甚言寒凉之不可用耳。曰：若是则黄柏知母既所禁用，童便又不宜多服，治之当如何？曰：惟六味地黄，独补肾水，性不寒凉，不损脾胃，久服则水升火降而愈。又须用人参、救肺、补胃药收功，使金能生水，盖滋其化源也。

又有一等肾水泛上，上侵于肺，水冷金寒，故咳嗽。肺气受伤，血无所附，故亦吐血。医见嗽血者，火也。以寒折之，病者危，而危者毙矣。须用八味丸补命门火，以引水归原。次用理中汤补脾胃，以补肺之母，使土能克水，则肾水归原，而血复其位矣。

已上论阴虚吐血者，用补天之法。若阳虚吐血，与夫六淫七情所致，各各不同，余另有绛雪丹书，专论血证，逐一可考，兹不能悉。今有一单方，只有节欲。不但节欲，直须绝欲。不绝欲，而徒恃乎药，未有能生者也。

喘论

喘与气短不同。喘者，促促气急，喝喝息数，张口抬肩，摇身撷肚。短气者，呼吸虽数，而不能接续，似喘而不抬肩，似呻吟而无痛，呼吸虽急而无痰声。宜详辨之。丹溪云：须分虚实新久，久病是气虚，宜补之。新病是气实，宜泻之。

愚按喘与短气分，则短气是虚，喘是实。然而喘多有不足者，短气间亦有有余者，新病亦有本虚者，不可执论也。

《金匮》云：实喘者，气实肺盛，呼吸不利，肺窍壅塞。若寸沉实，宜泻肺。虚喘者肾虚，先觉呼吸短气，两胁胀满，左尺大而虚，宜补肾。此肾虚证非新病虚者乎。

邪喘者，由肺受邪，伏于肺中，关窍不通，呼吸不利。若寸沉而紧，此外感也。亦有六部俱伏者，宜发散，则身热退而喘定。此郁证，人所难知，非短气中之有余乎。

论人之五脏，皆有上气。而肺为之主，居于上而为五脏之华盖，通荣卫，合阴阳，升降往来，无过不及，何病之有。若为风、寒、暑、湿所侵，则肺气胀满而为喘。呼吸迫促，坐卧不安；或七情内伤，郁而生痰；或脾胃俱虚，不能摄养，一身之痰，皆能令人喘。

真知其风寒也，则用仲景青龙汤。真知其暑也，则用白虎汤。真知其湿也，则用胜湿汤。真知其七情郁结也，则用四磨四七汤。又有木郁、火郁、土郁、金郁、水郁，皆能致喘，治者察之。以上俱属有余之证。

东垣云：病机云诸痿喘呕，皆属于上。辩云：伤寒家论喘，以为火热者，是明有余之邪中于表，寒变为热，心火太旺攻肺，故属于上。又云：膏粱之人，奉养太过，及过爱小儿，亦能积热于上而成喘，宜以甘寒之剂治之。饮食不节，喜怒劳役不时，水谷之寒热感则害人六腑，皆由中气不足。其䐜胀腹满，咳喘呕食不下，宜以大甘辛热之剂治之。《脉经》云：肺盛有余，则咳嗽上气渴烦，心胸满短气，皆冲脉之火，行于胸中而作，系在下焦，非属上也。观东垣之辩，可见起于伤寒者，有余之邪。杂病者，不足之邪。自是标本判然条析。如遇标病，或汗或吐或下，一药而痰去喘定，奏功如神。粗工以其奏功如神也，执而概施之不足之证，岂不殆哉？娄全善云：凡下痰定喘诸方，施之形实有痰者神效。若虚而脉浮大，按之涩者，不可下之，下之必反剧而死。

经云：诸喘皆属于上。又谓诸逆冲上，皆属于火。故河间叙喘病在于热条下。华佗云：肺气盛为喘。《活人书》云：气有余则喘。后代集证类方不过遵此而已。独王海藏辩云：气盛当作气衰，有余当认作不足。肺气果盛与有余，则清肃下行，岂复为喘？以其火入于肺，炎烁真阴，衰与不足而为喘焉。所言盛与有余者，非肺之气也，肺中之火也。海藏之辩，超出前人，发千古之精奥。惜乎起其端，未竟其火之所由来。愚谓火之有余，水之不足也。阳之有余，阴之不足也。凡诸逆冲上之火，皆下焦冲任相火，出于肝肾者也，故曰冲逆。肾水虚衰，相火偏胜，壮火食气，销铄肺金，乌得而不喘焉！丹溪云：喘有阴虚，自小腹下火起而上，宜四物汤加青黛、竹沥、陈皮，入童便煎服。如挟痰喘者，四物加枳壳、半夏，补阴以化痰。夫谓阴虚发喘，丹溪实发前人之所未发，但如此治法，实流弊于后人。盖阴虚者，肾中之真阴虚也，岂四物汤阴血之谓乎？其火起者，下焦龙雷之火也，岂寒凉所能降乎？其间有有痰者，有无痰者。有痰者，水挟木火而上也，岂竹沥枳半之能化乎？须用六味地黄，加门冬五味大剂煎饮，以壮水之主，则水升火降，而喘自定矣。盖缘阴水虚故有火，有火则有痰，有痰则咳嗽，咳嗽之甚则喘，当与前阴虚相火论参看。

又有一等，似火而非火，似喘而非喘者。经曰：少阴所谓呕咳上气喘者，阴气在下，阳气在上。诸阳气浮，无所依归，故上气喘也。《黄帝针经》云：胃络不和，喘出于阳明之气逆，阳明之气下行，今逆而上行故喘。真元耗损，喘出于肾气之上奔，其人平日若无病，但觉气喘，非气喘也，乃气不归元也。视其外证，四肢厥逆，面赤而烦躁恶热，似火非火也，乃命门真元之火，离其宫而不归也。察其脉两寸虽浮大而数，两尺微而无力，或似有而无为辨耳。不知者以其有火也，少用凉药以清之，以其喘急难禁也。佐以四磨之类以宽之，下咽之后，似觉稍快，少顷依然。岂知宽一分，更耗一分，甚有见其稍快，误认药力欠到，倍进寒凉快气之剂，立见其毙矣。何也？盖阴虚至喘，去死不远矣。幸几希一线牵带，在命门之根，尚尔留连。善治者，能求其绪，而以助元接真镇坠之药，俾其返本归原，或可回生。然亦不可峻骤也，且先以八味丸、安肾丸、养正丹之类，煎人参生脉散送下，觉气若稍定，然后以大剂参芪补剂，加破故纸、阿胶、牛膝等，以镇于下。又以八味丸加河车为丸，日夜遇饥则吞服方可。然犹未也，须远房帏，绝色欲。经年积月，方可保全，不守此禁，终亦必亡而已。予论至此，可为寒心。聪明男子，当自治未病，毋蹈此危机。

又有一等火郁之证，六脉微涩，甚至沉伏，四肢悉寒，甚至厥逆。拂拂气促而喘，却似有余，而脉不紧数，欲作阴虚，而按尺鼓指。此为蓄郁已久，阳气拂遏，不能营运于表，以致身冷脉微而闷乱喘急。当此之时，不可以寒药下之，又不可以热药投之，惟逍遥散加茱连之类，宣散蓄热，得汗而愈。愈后仍以六味地黄，养阴和阳方佳。此谓火郁则发之，木郁则达之。即《金匮》所云：六脉沉伏，宜发散，则热退而喘定是也。经曰：火郁之发，民病少气，治以诸凉。或问：喘者多不能卧何也？《素问》逆调论云：夫不得卧，卧则喘者，水气之客也。夫水者，循经液而流也。肾者水藏，主津液，主卧与喘也。东垣云：病人不得卧，卧则喘者，水气逆行乘于肺，肺得水而浮，使气不得流通也。

仲景云：短气皆属饮。《金匮》云：短气有微饮，当从小便去之，苓桂术甘汤主之。肾气丸亦主之。

已上详论阴虚发喘之证治。若阳虚致喘，东垣已详尽矣。外感发喘，仲景已详尽矣。兹为补天立论，故加意于六味八味云。

喉咽痛论

喉与咽不同。喉者肺脘，呼吸之门户，主出而不纳。咽者胃脘，水谷之道路，主纳而不出。盖喉咽司呼吸，主升降。此一身之紧关橐龠也。经曰：足少阴所生者，口渴舌干咽肿，上气嗌干及痛。《素问》云：邪客于足少阴之络，令人咽痛，不可纳食。又曰：足少阴之络，循喉咙，通舌本。凡喉痛者，皆少阴之病，但有寒热虚实之分。少阴之火，直如奔马，逆冲于上，到此咽喉紧锁处，气郁结而不得舒，故或肿或痛也。其证必内热口干面赤，痰涎涌上，其尺脉必数而无力。盖缘肾水亏损，相火无制而然。须用六味地黄、门冬、五味大剂作汤服之。又有色欲过度，元阳亏损，无根之火，游行无制，客于咽喉者，须八味肾气丸大剂煎成，冰冷与饮，使引火归原，庶几可救。此论阴虚咽痛者，如此治法，正褚氏所谓上病疗下也。人之喉咽如曲突，曲突火炎，若以水自上灌下，曲突立爆烈矣。惟灶床下以盆水煦之，上炎即熄，此上病燎下这一验也。其间有乳鹅、缠喉二名不同。肿于咽两旁者，为双鹅，肿于一边者为单鹅。治法用鹅翎蘸米醋搅喉中，去尽痰涎。复以鹅翎探吐之，令著实一咯，咯破鹅中紫血即溃，或紫金锭磨下即愈。甚而不散者，上以小刀刺出紫血即愈。古方有刺少商穴法甚好。刀针刺血，急则用之，然亦有不宜用者。《薛案》云：一人年五十，咽喉肿痛，或针去血。神思虽清，尺脉洪数而无伦，次按之微细如无。余曰：有形而无痛，戴阳之类也。当峻补其阴，今反伤阴血必死。已而果殁。引此一案，以为粗工轻用刀针之戒。

缠喉风者，肿透达于外，且麻且痒且痛，可用谦甫解毒雄黄丸。

解毒雄黄丸

雄黄一钱　郁金一分　巴豆十四粒，去油，皮

醋糊丸，绿豆大，热茶送下，吐顽痰立苏。未吐再服。

古方有用巴豆油，摊纸作撚子，点火吹灭，以烟熏鼻

中，即时口鼻流涎，牙关自开。即用此搐患处愈。有一等阳虚咽痛者，口舌生疮，遇劳益甚，其脉必浮大。此脾肺气虚，膀胱虚热，须以理中汤加山药、山茱萸，服乃痊。有上焦风热者，用荆防败毒散效。有咽喉肿痛，作渴饮冷，大便秘结，六脉俱实，必下之乃愈，可用防风通圣散。今人虚热者多，实热者少，如此证不多得，此法不可轻用。又有急喉痹者，其声如鼾，痰如拽锯。此为肺绝之候，速熬人参膏，用竹沥姜汁同调服。如未即得膏，速煎独参汤服，早者十全七八，次则十救四五，迟则不救。

丹溪云：咽喉肿痛，有阴虚阳气飞越，痰结在上者，脉必浮大，重取必涩，其去死不远。宜独参汤浓煎，细细饮之。如作实证治，祸在反掌矣。仲景云：少阴客热咽痛，用甘草汤。少阴寒热相搏，用桔梗汤。少阴客寒咽痛，用半夏散及汤。少阴病咽中伤生疮，不能语言，声不出者，苦酒汤。少阴阴虚客热不利，咽痛胸满心烦者，猪肤汤。世人但知热咽痛，而不知有寒咽痛。经曰：太阳在泉，寒淫所胜，民病咽肿颔肿。陈藏器用附子去皮脐，炮裂切片，以蜜涂炙，令蜜入内，噙咽其津，甘味尽，再换一片噙之。

仲景云：下利清谷，里寒外热，脉微欲绝，面赤咽痛，用通脉四逆汤。盖以冬月伏寒在于肾经，发则咽痛下利，附子汤温其经则愈。又有司天运气，其年乡村相染，若恶寒者，多是暴寒折热，寒闭于外，热郁于内。切忌胆矾酸寒之剂点喉，反使阳郁结不伸。又忌硝黄等寒剂下之，反使阳下陷入里，则祸不旋踵矣。须用表散之剂，若仲景甘桔汤之类。又有阳毒咽痛，用升麻汤。阴毒咽痛，用甘草汤。方见《金匮要略》及《千金方》中。

咽痛用诸药不效者，此非咽痛，乃是鼻中生一条红丝如发，悬一黑泡，大如樱珠，垂挂到咽门，而口中饮食不入。须用牛膝根直而独条者，洗净，入米醋四五滴，同研细，就鼻孔滴二三点入内，去则红丝断而珠破，其病立安。又有喉间作痛，溃烂日久不愈，此必杨梅疮毒，须以萆薢（即土茯苓）汤为主。

眼目论

经曰：五脏六腑之精气，皆上注于目而为之精。肾藏精，故治目者，以肾为主。目虽肝之窍，子母相生，肾肝同一治也。

华元化云：目形类丸，瞳神居中而前，如日月之丽东南，而晦西北也。有神膏、神水、神光、真气、真血、真精，此滋目之源液也。神膏者，目内包涵膏液，此膏由胆中渗润精汁，积而成者，能涵养瞳神，衰则有损。神水者，由三焦而发源，先天真一之气所化，目上润泽之水是也。水衰则有火胜燥暴之患，水竭则有目轮大小之疾。耗涩，则有昏眇之危。亏者多，盈者少，是以世无全精之目。神光者，原于命门，通于胆，发于心火之用事也。火衰则有昏瞑之患，火炎则有焚燥之殃。虽有两心而无正轮。心君主也，通于大眦，故大眦赤者，实火也。命门为小心，小心相火也，代君行令，通于小眦，故小眦赤者，虚火也。若君主拱默，则相火自然清宁矣。真血者，即肝中升运，滋目注络之血也。此血非比肌肉间易行之血，即天一所主之水，故谓之真也。真气者，即目之经络中，往来生用之气，乃先天真一发生之元阳也。真精者，乃先天元气所化精汁，起于肾，施于胆，而后及瞳神也。凡此数者，一有损，目则病矣。大概目圆而长，外有坚壳数重，中有清脆肉，包黑稠神膏一函，膏外则白稠神水，水以滋膏，水外则皆血，血以滋水。膏中一点黑莹，是肾胆所聚之精华。惟此一点，烛照鉴视，空阔无穷者，是曰水轮。内应于肾，北方壬癸亥子水也。五轮之中，惟瞳神乃照。或曰瞳神，水耶、气耶、血耶、膏耶，曰：非气、非血、非水、非膏，乃先天之气所生，后天之气所成，阴阳之妙蕴，水火之精华。血养水，水养膏，膏护瞳神。气为运用，神即维持，喻以日月，理实同之。男子右目不如左目精华，女子左目不如右目光彩，此皆各得其阴阳气血之正也。

许学士云：经曰：足少阴之脉，是动则病，坐而欲起，目𥇀𥇀如无所见。又曰：少阴所谓起则目𥇀𥇀无所见者，阴内夺，故目𥇀𥇀无所见也。此盖房劳目昏也。左肾阴虚，益阴地黄丸、六味地黄丸。右肾阳虚，补肾丸、八味地黄丸。

东垣云：能远视不能近视者，阳有余，阴气不足也。海藏云：目能远视，责其有火。不能近视，责其无水。《秘要》云：阴精不足，阳光有余。病于水者，故光华发见散乱，而不能收敛近视，治之在心肾。心肾平，则水火调而阴阳和。夫水之所化为血，在身为津液，在目为膏汁。若贪淫恣欲，饥饱失节，形脉劳甚，过于悲泣，能斫耗阴精。

阴精亏则阳火盛，火性炎而发见，阴精不能制伏挽回，故越于外而远照，反不能近之而视也。治之当如何？壮水之主，以镇阳光。东垣云：能近视不能远视，阳气不足，阴气有余也。海藏云：目能近视，责其有水，不能远视，责其无火。《秘要》云：此证非谓禀成近窥之病，乃平昔无病，素能远视，而忽然不能者也，盖阳不足，阴有余。病于火者，故光华不能发越于外，而畏敛近视耳，治之在胆肾。胆肾足则木火通明，神气宣畅，而精光远达矣。夫火之所用为气，在身为威仪，在目为神光。若纵恣色欲，丧其元阳，元阳既惫，则云霾阴翳。肾中之阴水，仅足以回光自照耳，焉能健运精汁，以滋于胆，而使水中之火，远布于空中耶！治之当何如？益火之原，以消阴翳。

已上之证，皆阴弱不能配阳。内障之病，其病无眵泪、痛痒、羞明、紧涩之证。初但昏如雾露中行，渐空中有花，又渐暗，物成二体，久则光不收，遂为废疾。患者皆宜培养先天根本，乘其初时而治之。况此病最难疗，服药必积岁月，绝酒色淫欲，毋饥饱劳役，驱七情五贼，庶几有效。不然必废，终不复也。世不知此，如曰：目昏无伤。略不经意及病成，医亦不识，直曰：热致。竟用凉药。殊不知凉药伤胃，况凉为秋为金，肝为春为木，又伤肝矣。往往致废而后已，病者不悟药之过，诿之曰：命也。医者亦不自悟，而曰：病拙。悲夫！

又有阳虚不能抗阴者。若因饮食失节，劳役过度，脾胃虚弱，下陷于肾肝，浊阴不能下降，清阳不能上升，天明则日月不明，邪害空窍，令人耳目不明。夫五脏六腑之精，皆禀受于脾土，而上贯于目。此“精”字，乃饮食所化之精，非天一之元精也。脾者，诸阴之首也。目者，血气之宗也。故脾虚则五脏之精气，皆失所司，不能归明于目矣。况胃气下陷于肾肝，名曰重强。相火挟心火而妄行，百脉沸腾，血脉逆上而目病矣。若两目暗昏，四肢不怠者，用东垣益气聪明汤。若两目紧小、羞明畏目者，或视物无力，肢体倦怠，或手足麻木，乃脾肺气虚，不能上行也，用神效黄芪汤。若病后，或日晡、或灯下不能视者，阳虚下陷也。用决明夜光丸，或升麻镇阴汤。

张子和云：目不因火则不病。白轮病赤，火乘肺也。肉轮赤肿，火乘脾也。黑水神光被翳，火乘肝与脾也。赤脉贯目，火自甚也。能治火者，一句可了。但子和一味寒凉治火，余独补水以配火，亦一句可了。至于六淫七情错杂诸证，详倪仲贤《原机启微》。此书甚好，而薛立斋又为之参补，深明壮水之主，益火之原，甚有益于治目者也。

卷之五 先天要论下

齿论

素问曰：男子八岁，肾气实而齿生，更三八真牙生，五八则齿槁，八八而齿去矣。女子亦然，以七为数。盖肾主骨，齿者骨之标，髓之所养也。凡齿属肾，上下断属阳明。上断痛，喜寒而恶热，取足阳明胃。下断痛，喜热而恶寒，取手阳明大肠。凡动摇袒脱而痛，或不痛、或出血、或不出血，全具如欲落之状者，皆属肾。经曰：肾热者色黑而齿槁。又曰：少阴经者，面黑齿长而垢。其虫疳，断肿不动，溃烂痛秽者，皆属阳明。或诸经错杂之邪，与外因为患，俱分虚实而治。肾经虚寒者，安肾丸、还少丹，重则八味丸主之。其冬月时，大寒犯脑，连头痛，齿牙动摇疼痛者，此太阳并少阴伤寒也，仲景用麻黄附子细辛汤。凡肾虚者多有之，如齿痛摇动，肢体倦怠，饮食少思者，脾肾亏损之证，用安肾丸、补中益气并服。如喜寒恶热者，乃胃血伤也，清胃汤。若恶寒喜热者，胃气伤也，补中益气汤。

凡齿痛遇劳即发，或午后甚者，或口渴面黧，或遗精者，皆脾肾虚热，补中益气送八味丸，或十全大补汤。若齿龈肿痛，焮连腮颊，此胃经风热，用犀角升麻汤。若善饮者，齿痛腮颊焮肿，此胃经湿热，清胃汤加葛根，或解醒汤。

海藏云：牙齿等齲，臭秽不可近，数年不愈，当作阳明蓄血治。桃仁承气汤，为细末蜜丸服之。好饮者，多有此证，屡服有效。

凡小儿行迟、语迟、齿迟及囟门开者，皆先天母气之肾衰，须肾气丸为主。

固齿方

雄鼠骨　当归　没石子　熟地　榆皮　青盐　细辛各等分

上研为细末，绵纸裹成条，抹牙床上，则永固不落矣。常有人齿缝出血者，余以六味地黄，加骨碎补，大剂一服即瘥。间有不瘥者，肾中火衰也，本方加五味、肉桂而愈。

口疮论

口疮，上焦实热，中焦虚寒，下焦阴火，各经传变所致。当分别而治之。如发热作渴饮冷，实热也。轻则用补中益气，重则用六君子汤；饮食少思，大便不实，中气虚也，用人参理中汤；手足逆冷，肚腹作痛，中气虚寒，用附子理中汤；日晡热、内热、不时而热，血虚也，用八物加丹皮、五味、麦门；发热作渴，唾痰小便频数，肾水虚也，用八味丸；日晡发热，或从小腹起，阴虚也，用四物参术五味麦门。不应，用加减八味丸；若热来复去，昼见夜伏，夜见昼伏，不时而动，或无定处，或从脚起，乃无根之火也。亦用前丸，及十全大补加麦门、五味。更以附子末唾津调，抹涌泉穴。若概用寒凉，损伤生气，为害匪轻。

或问：虚寒何以能生口疮，而反用附子理中耶？盖因胃虚谷少，则所胜者，肾水之气，逆而乘之，反为寒中。脾胃衰虚之火，被迫炎上，作为口疮。经曰：岁金不及，炎火乃行。复则寒雨暴至，阴厥乃格阳反上行，民病口疮是也。故用参术甘草补其土，姜附散其寒，则火得所助，接引而退舍矣。

按《圣济总录》有元藏虚冷上攻口舌者，用巴戟、白芷、高良姜末，猪腰煨服。又有用丁香、胡椒、松脂、细辛末，苏木汤调涂舌上。有用当归、附子蜜炙，含咽。若此之类，皆治龙火上迫，心肺之阳不得下降，故用此以引火归原也。

耳　论

耳者，肾之窍，足少阴之所主。人身十二经络中，除足太阳、手厥阴，其余十经络，皆入于耳。惟肾开窍于耳。故治耳者，以肾为主。或曰：心亦开窍于耳，何也？盖心窍本在舌，以舌无孔窍，因寄于耳。此肾为耳窍之主，心为耳窍之客尔。以五脏开于五部，分阴阳言之：在肾肝居阴，故耳目二窍，阴精主之。在心脾肺居阳，故口鼻舌三窍，阳精主之。《灵枢》云：肾气通乎耳，肾和则能闻五音。

五脏不和，则七窍不通。故凡一经一络，有虚实之气入于耳者，皆足以乱其聪明，而致于聋聩，此言暴病者也。若夫久聋者，于肾亦有虚实之异。左肾为阴主精，右肾为阳主气。精不足气有余，则聋为虚。若其人瘦而色黑，筋骨健壮，此精气俱有余，固藏闭塞，是聋为实。乃高寿之兆也。二者皆禀所致，不须治之。又有乍聋者，经曰：不知调和七损八益之道，早衰之节也。其年未五十，体重耳目不聪明矣，是可畏也。其证耳聋面颊黑者，为脱精肾惫。安肾丸、八味丸、苁蓉丸、薯蓣丸，选而用之。若肾经虚火，面赤口干，痰盛内热者，六味丸主之，此论阴虚者也。至于阳虚者，亦有耳聋。经曰：清阳出上窍。胃气者，清气元气春升之气也，同出而异名也。今人饮食劳倦，脾胃之气一虚，不能上升，而下流于肾肝，故阳气者闭塞，地气者冒明，邪害空窍。今人耳目不明，此阳虚耳聋，须用东垣补中益气汤主之。有能调养得所，气血和平，则其耳聋渐轻。若不知自节，日就烦劳，即为久聋之证矣。

又有因虚而外邪乘袭者，如伤寒邪入少阳，则耳聋胁痛之类，当各经分治之。

又有耳痛、耳鸣、耳痒、耳脓、耳疮，亦当从少阴正窍，分寒热虚实而治之者多，不可专作火与外邪治。耳鸣，以手按之而不鸣或少减者，虚也。手按之而愈鸣者，实也。王节斋云：耳鸣盛如蝉，或左或右，或时闭塞，世人多作肾虚治不效。殊不知此是痰火上升，郁于耳而为鸣，甚则闭塞矣。若其人平昔饮酒厚味，上焦素有痰火，只作清痰降火治之。大抵此证多先有痰火在上，又感恼怒而得则气上，少阳之火客于耳也。若肾虚而鸣者，其鸣不甚，其人必多欲，当见劳怯等证。惟薛立斋详分缕析，云：血虚有火，用四物加山栀、柴胡。若中气虚弱，用补中益气汤。若血气俱虚，用八珍汤加柴胡。若怒便聋而或鸣者，属肝胆经气实，用小柴胡加芎归山栀，虚用八珍汤加山栀。若午前甚者，阳气实热也，小柴胡加黄连山栀。阳气虚，用补中益气汤，加柴胡、山栀。午后甚者，阴血虚也，四物加白术茯苓。若肾虚火动，或痰盛作渴者，必用地黄丸。

耳中哄哄然，是无阴也。又液脱者，脑髓消，胫瘦，耳数鸣，宜地黄丸。

肾虚，耳中潮声蝉声无休止时，妨害听闻者，当坠气补肾，正元饮咽黑锡丹，间进安肾丸。肾脏风耳鸣，夜间睡着如打战鼓，更四肢抽掣痛，耳内觉风吹奇痒，宜黄芪丸。肾者宗脉所聚，耳为之窍，血气不足，宗脉乃虚。风邪乘虚，随脉入耳，气与之搏，故为耳鸣。先用生料五苓散，加制枳壳、橘红、紫苏、生姜同煎，吞青木香丸，散邪风下气。续以芎归饮和养之。耳中耵聍，耳鸣耳聋，内有污血，宜柴胡聪耳汤。

其余耳痛、耳痒、耳肿等证，悉与薛氏论相参用之。《丹铅续录》云：王万里时患耳痛，魏文靖公劝以服青盐、鹿茸煎雄附为剂，且言：此药非为君虚损服之，曷不观《易》之坎为耳痛。坎水藏在肾，开窍于耳，而在志为恐。恐则伤肾，故耳痛。气阳运动常显，血阴流行常幽。血在形，如水在天地间。故坎为血卦，是经中已著病证矣。竟饵之而悉愈。

《圣惠》云：有耳痒，一日一作，可畏，直挑剔出血，稍愈。此乃肾藏虚，致浮毒上攻。未易以常法治也，宜服透冰丹。勿饮酒、啖湿面、鸡猪之属，能尽一月为佳，不能戒，无效。

耳疮论

罗谦甫云：耳内生疮者，为足少阴，是肾之经也。其气上通于耳，其经虚，风热乘之，随脉入于耳，与气相搏，故令耳门生疮也。曾青散主之，黄连散亦可。内服黍粘子汤。

曾青散

曾青五分　雄黄七分半　黄芩二分半

有脓水搓胭脂拭干。细末一分，裹绵纳耳中。

黄连散

黄连五分　枯矾七分

细末，绵裹纳耳中。

薛氏云：耳疮，属手少阳三焦经，或足厥阴肝经，血虚风热；或肝经暴火风热；或肾经风火等因。若发热焮痛，属少阳厥阴风热，用柴胡栀子散。若内热痒痛，属前二经血虚，用当归川芎散。若寒热作痛，属肝经风热，小柴胡汤加山栀、川芎。若内热口干，属肾经虚火，用加味地黄丸。如不应，用加减八味丸。余当随证治之。

耳脓即聤耳。用红绵散、麝香散，内服柴胡聪耳汤、通气散俱可。如壮盛之人，积热上攻，脓水不瘥，则上二散不宜用，恐收敛太过也，用三黄散有效。

有一小儿患耳脓，经年屡月，服药不效。殊不知此肾疳也，用六味丸加桑螵蛸，服之即愈。

黄芪丸方

黄芪一两　沙苑蒺藜炒　羌活各半两　黑附子大，一个　羯羊肾一对，焙干

上为细末，酒糊丸如桐子大，每服四十丸。空心食前，煨葱盐汤下。

柴胡聪耳汤　治耳中干耵，耳鸣致聋。

柴胡三钱　连翘四钱　水蛭半钱，炒，另研　虻虫三个，去翅足，研　麝香少许，研　当归身　炙甘草　人参各二钱

上除另研外，以水二盏，姜三片，煎至一盏。少热，下水蛭等末，再煎一二沸，食少，远热服。

透水散

川大黄去粗皮　山栀子去皮　蔓荆子去白皮　白茯苓去皮　益智子去皮　葳灵仙去芦头，洗、焙干　白芷各半两　香墨烧醋淬干，细研　麝香研，一钱　茯神去木，半两　川乌二两，用河水浸半月，切作片，焙干，用盐炒　天麻去苗　仙灵脾叶洗，焙，各三钱

上为细末，炼蜜和如麦饭相似。以真酥涂，杵臼捣万杵。如干，旋入蜜，令得所，和成剂。每服旋丸如桐子大。用薄荷自然汁，同温酒化下两丸。如卒中风，涎涌昏塞，煎皂荚白矾汤，温化两丸。

虫入耳痛，将生姜擦猫鼻，其尿自出，取尿滴内，虫即出而愈。

有一人耳内不时作痛，痛而欲死，痛止如故。就诊于立斋先生，诊之六脉皆安，非疮也。话间痛忽作，意度其

有虫。令急取猫尿滴耳，果出一臭虫，遂不复痛。或用麻油滴之，则虫死难出。或用炒芝麻枕之，则虫亦出，但不及猫尿之速也。

消渴论

上消者，舌上赤裂，大渴引饮。逆调论云：心移热于肺，传为膈消者是也。以白虎汤加人参治之。中消者，善食而瘦，自汗大便硬，小便数。叔和云：口干饮水，多食肌肤瘦，成消中者是也，以调胃承气汤治之。下消者，烦躁引饮，耳轮焦干，小便如膏。叔和云：焦烦水易亏，此肾消也，六味丸治之。古人治三消之法，详别如此，余又有一说焉。人之水火得其平，气血得其养。何消之有？其间摄养失宜，水火偏胜，津液枯槁，以致龙雷之火上炎。熬煎既久，肠胃合消，五脏干燥，令人四肢瘦削，精神倦怠。故治消之法，无分上中下，先治肾为急。惟六味、八味及加减八味丸，随证而服。降其心火，滋其肾水，则渴自止矣。白虎与承气，皆非所治也。

娄全善云：肺病本于肾虚。肾虚则必寡于畏，妄行凌肺而移寒与之，故肺病消。仲景治渴而小便反多，用八味丸补肾救肺，后人因名之曰肾消也。

《总录》谓不能食而渴者，末传中满。能食而渴者，必发脑疽、背痈。盖不能食者，脾之病。脾主浇灌四旁，与胃行其津液者也。脾胃既虚，则不能敷布其津液，故渴。

其间纵有能食者，亦是胃虚引谷自救。若概以寒凉泻火之药，如白虎承气之类，则内热未除，中寒复生，能不末传鼓胀耶？惟七味白术散，人参生脉散之类，恣意多饮，复以八味地黄丸，滋其化源，才是治法。及能食而渴发疽者，乃肥贵人膏粱之疾也。数食甘美而肥多，故其上气转溢而为消渴。不可服膏粱、芳草、石药，其气剽悍，能助燥热。经曰：治之以兰，消陈积也。亦不用寒凉。及发痈疽者，何也？经曰：膏粱之变，饶生大疔。此之谓也。其肾消而亦有脑疽背痈者，盖肾主骨，脑者髓之海。背者，太阳经寒水所过之地，水涸海竭，阴火上炎，安得不发而为痈疽？其疮甚而不溃，或赤水者是。甚则或黑或紫，火极似水之象，乃肾水已竭，不治。或峻补其阴，亦可救也。

或曰：人有服地黄汤而渴仍不止者，何也？曰：此方士不能废其绳墨，而更其道也。盖心肺位近，宜制小其服。肾肝位远，宜制大其服。如上消中消，可以前丸缓而治之。若下消已极，大渴大燥，须加减八味丸料一升，内肉桂一两，水煎六七碗，恣意水冷饮之。熟睡而渴病如失矣。处方之制，存乎人之通变耳。

或问曰：下消无水，用六味地黄丸，可以滋少阴之肾水矣。又加附子肉桂者何？盖因命门火衰，不能蒸腐水谷。水谷之气，不能熏蒸，上润乎肺，如釜底无薪，锅盖干燥，故渴。至于肺亦无所禀，不能四布水精，并行五经，其所饮之水，未经火化，直入膀胱。正谓：饮一升溺一升，饮一斗溺一斗。试尝其味，甘而不咸可知矣。故用附子肉桂之辛热，壮其少火，灶底加薪，枯笼蒸溽，槁禾得雨，生意维新。惟明者知之，昧者鲜不以为迂也。昔汉武帝病渴，张仲景为处此方，至圣玄关，今犹可想，八味丸诚良方也。疮疽痊后，及将痊口渴甚者，舌黄坚硬者，及未患先渴，或心烦燥渴，小便频数，或白浊阴痿，饮食少思，肌肤消瘦，及腿肿脚瘦，口齿生疮，服之无不效。一贵人病疽，疾未安而渴作，一日饮水数升。愚遂献加减地黄方，诸医大笑云：此药若能止渴，我辈当不复业医矣。皆用木瓜、紫苏、乌梅、人参、茯苓、百药煎等，生津液之药止之，而渴愈甚。数剂之后，茫无功效，不得已而用前方。三日渴止，因相信久服，不特渴疾不作，气血亦壮，饮食加倍，强健过于少壮之年。盖用此药，非予敢自执鄙见，实有源流。《薛氏家藏》此方，屡用有验，故详著之。使有渴疾者信其言，专志服饵取效，无为庸医所惑。庶广前人之志，久服轻身，耳目聪明，令人皮肤光泽。方内用北五味子，最为得力，独能补肾水降心气。其肉桂一味不可废，若去肉桂，服之不效。

一男子患此，余欲以前丸治之，彼则谓肉桂性热，乃私易之以黄柏知母等药，遂口渴不止，发背疽而殂。彼盖不知肉桂为肾经药也。前证，乃肾经虚火炎上无制为患，用桂导引诸药以补之，引虚火归元，故效也。成无己曰：桂犹圭也，引导阳气，若执圭以从使者然。若夫上消者，谓心移热于肺。中消者，谓内虚胃热。皆认火热为害，故或以白虎汤，或以承气汤，卒致不救。总之是下焦命门火不归元，游于肺则为上消，游于胃即为中消，以八味肾气丸，引火归元。使火在釜底，水火既济，气上熏蒸，俾肺受湿润之气而渴疾愈矣。

有一等病渴，惟欲饮冷，但饮水不过二三口，即厌弃。

少顷复渴，其饮水亦如前。第不若消渴者之饮水无厌也，此证乃是中气虚寒，寒水泛上，逼其浮游之火于咽喉口舌之间。故上焦一段，欲得水救。若到中焦，以水见水，正其所恶也。治法如面红而烦躁者，煎理中汤吞八味丸，二三服而愈。若用他药，必不能济。

又有一等病，渴急欲饮水，但饮下不安，少顷即吐出。吐出片刻，复欲水饮。至于药食，毫不能下。此是阴盛格阳，肾经伤寒之证也。予反复思之，用仲景之白通汤，加人尿胆汁，热药冷探之法，一服稍解，三服全瘳。其在男子间有之，女子多有此证。陶节庵名之曰回阳返本汤。

气虚中满论

中满者，其证悉与鼓胀水肿无异，何故属之气虚？请得明言之否？曰：气虚者，肾中之火气虚也。中满者，中空似鼓，虚满而非实满也。大略皆脾肾两虚所致。海藏云：夫水气者，乃胃土不能制肾水，水逆而上行，传入于肺，故令人肿。治者惟知泄水，而不知益胃。故多下之，强令水出，不依天度流转，故胃愈虚，食无滋味，则发而不能制也。莫若行其所无事，则为上计。何今之人，不知此等高论，举手便以为水肿，用《内经》去宛陈莝，开鬼门洁净府之法治之，如舟车丸、禹功散之类。若真知其为水湿之气，客于中焦，侵于皮肤，皮肤中如水晶之光亮，手按之随起者，以前药一服而退。若久病大病后，或伤寒疟痢后，女人产后，小儿痘后，与夫元气素弱者，概以前法施之，脾气愈泄愈虚，不可复救矣。故治肿者，先以脾土为主，须补中益气汤，或六君子汤温补之。俾脾土旺，则能散精于肺，通调水道，下输膀胱，水精四布，五经并行矣。或者疑谓喘胀水满，而又加纯补之剂，恐益胀满，必须补药中加行气利水之品方妙。此论似深得病情，终非大方家体。盖肺气既虚，不可复行其气。肾水已衰，不可复利其水。纯补之剂，初时似觉不快，过时药力得行，渐有条理矣。

至于补肾以治肿，其说难明。盖禹之治水，行其所无事也。若一事疏凿，则失之矣。今人之治肾水者，牵牛、大戟，粗工之小智，正禹之所恶也。间有用五苓五皮者，以为中正，亦转利转虚。肾气愈衰，而愈不能推送矣，故须用补肾。经曰：肾开窍于二阴，肾气化则二阴通。二阴闭则胃䐜胀。故曰：肾者胃之关，关门不利，故水聚而从其类也。又曰：肾主下焦。三焦者，决渎之官，水道出焉。膀胱者，州都之官，津液藏焉。必待三焦之火化，始能出也。其三焦之经，在上者布膻中，散络心包。在下者，出于委阳，上络膀胱。上佐天道之施化，下佐地道之发生，与手厥阴为表里，以应诸经之使者也。是故肾虚者，下焦之火虚也。宣明五气论云：下焦溢为水，以水注之，斯气窒而不泻，则溢而为水也。经曰：三焦病者，气满小腹尤坚，不得小便，溢则水留而为胀。惟张仲景制金匮肾气丸，补而不滞，通而不泄，诚治肿之神方。国朝薛立斋先生，屡用屡效，详载之医案中。余依其案，亲试之甚效，故敢详著焉。世有患此者，幸毋诞之乎。

金匮肾气丸　此方藏于《金匮玉函》。

白茯苓三两　附子五钱　川牛膝一两　肉桂一两　泽泻一两　车前子一两　山茱萸一两　山药一两　牡丹皮二两　熟地四两

中满之病，原于肾中之火气虚，不能行水。此方内八味丸为主，以补肾中之火，则三焦有所禀命，浩然之气，塞乎天地，肾气不虚而能行水矣。内有附子、肉桂辛热之品，热则流通。又火能生土，土实而能制水矣。内加牛膝、车前子二味，最为切当。考之《本草》云：车前子虽利小便，而不走气，与茯苓同功。强阴益精，令人有子。牛膝治老人失溺，补中续绝，壮阳益精，病人虚损，加而用之。方见《金匮要略》，故名金匮肾气丸。

前所论证治，乃脾肾两虚者。至于纯是脾虚之证，既以参芪四君为主，亦须以八味丸兼补命门火。盖脾土非命门火不能生，虚则补母之义，不可不知。

又有一等纯是阴虚者，其证腹大脐肿腰痛，两足先肿，小水短涩，喘嗽有痰，不得卧，甚至头面皆肿。或面赤口渴，但其人饮食知味，大便反燥。医见形肿气喘，水证标本之疾，杂用利水之药而益甚。殊不知阴虚，三焦之火旺，与冲脉之属火者，同逆而上。由是水从火溢，上积于肺而嗽，甚则为喘呼不能卧，散聚于阴络而为跗肿。随五脏之虚者，入而聚之，为五脏之胀。皆相火泛滥其水而生病也。以六味地黄，加门冬、五味大剂服之。余亲试有验，故录。

又有一等火郁者，其证口苦胁痛恶寒，目黄面黄呕酸等证，须用逍遥散舒其郁，继以六味、肾气滋其阴。亦禁用分利。

噎膈论

噎膈、翻胃、关格三者，名各不同，病原迥异，治宜区别，不可不辨也。噎膈者，饥欲得食，但噎塞迎逆于咽喉胸膈之间，在胃口之上未曾入胃，即带痰涎而出。若一入胃下，无不消化，不复出矣。唯男子年高者有之，少无噎膈。翻胃者，饮食倍常，尽入于胃矣，但朝食暮吐，暮食朝吐，或一两时而吐，或积至一日一夜，腹中胀闷不可忍而复吐，原物酸臭不化，此已入胃而反出，故曰翻胃。男女老少皆有之。关格者，粒米不欲食，渴喜茶水饮之，少顷即吐出，复求饮复吐，饮之以药，热药入口即出，冷药过时而出，大小便秘，名曰关格。关者下不得出也，格者上不得入也，唯女人多有此证。

论噎膈，丹溪谓得之七情六淫。遂有火热炎上之化，多升少降，津液不布，积而为痰为饮。被劫时暂得快，不久复作。前药再行，积成其热，血液衰耗，胃脘干槁。其槁在上，近咽之下，水饮可行，食物难进，食亦不多，名之曰噎。其槁在下，与胃为近，食虽可入，难尽入胃，良久复出，名之曰膈。亦曰反胃，大便秘少，若羊矢然。必外避六淫，内节七情，饮食自养，滋血生津，以润肠胃。则金无畏火之炎，肾有生水之渐。气清血和，则脾气运健，而食消传化矣。丹溪之论甚妙，但噎膈、翻胃，分别欠明。余独喜其火热炎上之化，肾有生水之渐二句，深中病源。惜其见尤未真，以润血为主，而不直探乎肾中先天之原。故其立方，以四物中牛羊乳之类，加之竹沥、韭汁化痰化瘀，皆治标而不治本也。岂知《内经》原无多语，唯曰：三阳结谓之膈。三阳者，大肠、小肠、膀胱也。结谓，结热也。大肠主津，小肠主液，大肠热结则津涸，小肠热结则液燥，膀胱为州都之官，津液藏焉，膀胱热结，则津液竭。然而三阳何以致结热？皆肾之病也。盖肾主五液，又肾主大小便，肾与膀胱为一脏一腑，肾水既干，阳火偏盛，熬煎津液，三阳热结，则前后闭涩。下既不通，必反于上，直犯清道，上冲吸门喉咽，所以噎食不下也。何为水饮可入，食物难下？盖食入于阴，长气于阳，反引动胃口之火，故难入。水者阴类也，同气相投，故可入口。吐白沫者，所饮之水，沸而上腾也。粪如羊矢者，食入者少，渣滓消尽，肠亦干小而不宽大也。此证多是男子年高五十已外得之。又必其人不绝色欲，潜问其由，又讳疾忌医。曰：近来心事不美，多有郁气而然。予意郁固有之，或以郁故，而为消愁解闷之事，不能无也。此十有八九，亦不必深辨。但老人天真已绝，只有孤阳，只以养阴为主。王太仆云：食入即出，是无水也。食久反出，是无火也。无水者，壮水之主。无火者，益火之源。褚侍中云：上病疗下。直须以六味地黄丸料，大剂煎饮。久服可挽于十中之一二。又须绝嗜欲，远房帏，薄滋味，可也。若曰温胃，胃本不寒。若曰补胃，胃本不虚。若曰开郁，香燥之品适以助火。《局方发挥》已有明训。河间刘氏下以承气，咸寒损胃，津液愈竭。无如补阴，焰光自灭。世俗不明，余特详揭。

论反胃，《金匮要略》云：趺阳脉浮而涩，浮则为虚，涩则为伤脾。脾伤则不磨，朝食暮吐。暮食朝吐，宿食不化，名曰反胃。予阅函史列传，有一医案云：病反胃者，每食至明日清晨皆出，不化。医以暖胃药投之罔效。脉甚微而弱，有国工视之，揆诸医所用药，无远于病而不效，心歉然未有以悟也。读东垣书，谓吐有三证，气、积、寒也。上焦吐者从气，中焦吐者从积，下焦从寒。今脉沉而迟，朝食暮吐，暮食朝吐，小便利大便秘，此下焦吐也。法当通其闭，温其寒，乃遂跃然。专治下焦散其寒，徐以中焦药和之而愈。观此可见，下焦吐者，乃命门火衰。釜底无薪，不能蒸腐胃中水谷，腹中胀满，不得不吐也。王太仆所谓食久反出，是无火也。是矣。须用益火之原，先以八味地黄丸补命门火，以扶脾土之母，徐以附子理中汤理中焦，万举万全。不知出此，而徒以山查神曲平胃化食，适以速其亡也。

论关格者，忽然而来，乃暴病也。大小便秘，渴饮水浆，少顷则吐，又饮又吐，唇燥眼珠微红，面赤或不赤，甚者或心痛或不痛，自病起粒米不思，滴水不得下胃，饮一杯吐出杯半，数日后脉亦沉伏。此寒从少阴肾经而入，阴盛于下，逼阳于上，谓之格阳之证，名曰关格。关格者，不得尽其命而死矣，须以仲景白通汤，用《内经》寒因热用之法。经曰：若调寒热之逆，冷热必行，则热物冷服。下咽之后，冷性既除，热性始发，由是病气随愈，呕哕皆除。情且不违，而致大益。此和人尿、猪胆汁、咸苦寒之物于白通汤中，要其气相从，可以去拒格之寒也。服药后，脉渐出者生，脉乍出者死。陶节庵《杀车槌》中，有回阳反本汤极妙。愈后须以八味丸常服，不再发。

又有一种肝火之证，亦呕而不入。但所呕者酸水，或苦水，或青蓝水，惟大小便不秘，亦能作心痛。此是火郁、木郁之证，木郁则达之。火郁则发之，须用茱连浓煎，细细呷之。再服逍遥散而愈。愈后须以六味丸调理。

泻利并大便不通论

脏腑泻利，其证多端，大抵皆因脾胃而作。东垣先生制《脾胃论》一篇，专以补中益气汤升提清气为主，其间治脾泄之证，庶无余蕴矣。特未及乎肾泄也。是故以其湿也，利水以分之。以其风也，助风以平之。以其实也，下之。以其虚也，补之。寒则温之，热则清之。有食者化之，有积者祛之。凡五行之相胜，与六气之加临，莫不以生克制化之法治之。然而经年经月，不得一效者何耶？仲景云：下利不止，医以理中汤与之，利益甚。理中者理中焦也，此利在下焦，当以理下焦法则愈矣。昔赵以德有云：予闻先师言泄泻之病，其类多端。得于六淫、五邪、饮食所伤之外，复有杂合之邪，似难执法而治。乃见先师治气暴脱而虚，顿泻不知人事，口眼俱闭，呼吸甚微几欲绝者，急灸气海，饮人参膏十余斤而愈。治积痰在肺，致其所合大肠之气不固者，涌出上焦之痰，则肺气下降，而大肠之虚自复矣。治忧思太过，脾气结而不能升举，陷入下焦而成泄泻者，开其郁结，补其脾胃，使谷气升发也。治阴虚而肾不能司禁固之权者，峻补其肾而愈也。凡此之类甚多，因问先生治病何神也？先生曰：无他。圆机活法，《内经》熟自得之矣。

经曰：肾主大小便。又曰：肾司开阖。又曰：肾开窍于二阴。可见肾不但主小便，而大便之能开而复能闭者，肾操权也。今肾既虚衰，则命门之火熄矣。火熄则水独治，故令人多水泻不止。其泻每在五更天将明时，必洞泄二三次。此其故何也？盖肾属水，其位在北，于时为亥子。五更之时，正亥子水旺之秋，故特甚也。惟八味丸以补真阴，则肾中之水火既济，而开阖之权得宜。况命门之火旺，火能生土，而脾亦强矣。故古方有椒附丸、五味子散，皆治肾泄之神方，不可不考也。考之薛案云：脾胃虚寒下陷者，用补中益气汤加木香、肉果、补骨脂。若脾气虚寒不禁者，用六君子汤加炮姜、肉桂。若命门火衰，脾土虚寒者，用八味丸。若脾胃气血俱虚者，用十全大补汤送四神丸。若大便滑利，小便闭涩，或肢体渐肿，喘嗽唾痰，为脾肾亏损，宜金匮加减肾气丸。

秦越人《难经》有五泄之分：曰胃泄、曰脾泄、曰大肠泄、曰小肠泄、曰大瘕泄。夫所谓大瘕泄者，即肾泄也。注云：里急后重，数至圊而不能便，茎中痛。世人不知此证，误为滞下治之，祸不旋踵。滞下即今所谓痢疾也。此是肾虚之证，欲去不去，似痢非痢，似虚努而非虚努。盖痢疾后重，为因邪压大肠坠下，故大肠不能升举而重，治以大黄槟榔辈，泻其所压之邪而愈。又有久泻大肠虚滑元气下陷，不能自收而重，乃用粟壳等涩剂，以固其脱升其坠而愈。其虚坐努，责此痢后积已去尽，无便而但虚坐耳。此为亡血过多，倍用归芎以和之而愈。惟肾虚后重者，亦数至圊而不能便，必茎中痛，或大便不能得，而小便先行而涩，或欲小便，而大便反欲去而痛。独褚氏精血论中云，精已耗而复竭之，则大小便道牵痛，愈痛则愈便，愈便则愈痛。须以补中益气汤，倍升麻送四神丸。又以八味地黄丸料，加五味、吴茱萸、补骨脂、肉豆蔻，多服乃效。此等证候，以痢药致损元气，肢体肿胀而毙者，不可枚举。肾既主大小便而司开阖，故大小便不禁者，责之肾，即此推之。然则大便不通者，独非肾乎？金匮真言论云：北方黑色，入通于肾，开窍于二阴。故肾气虚，则大小便难，宜以地黄、苁蓉、车前子、茯苓之属，补其阴利水道，少佐辛药，开腠理致津液，而润其燥。洁古云：脏腑之秘，不可一概治疗。有热秘、有冷秘、有实秘、有虚秘、有风秘、有气秘、老人与产后、及发汗利小便过多、病后气血未复者，皆能成秘。禁用硝黄、巴豆、牵牛等药。世人但知热秘，不知冷秘。冷秘者冷气横于肠胃，凝阴固结，津液不通，胃气闭塞，其人肠内气攻，喜热恶冷，宜以八味地黄丸料，大剂煎之，冷饮即愈。或局方半硫丸，碾生姜，调乳香下之。或海藏已寒丸俱效。海藏云：已寒丸虽热，得芍药茴香润剂，引而下之，阴得阳而化，故大小便自通。如遇春和之阳，水自消矣，然不若八味丸更妙也。

东垣云：肾主五液，津液盛则大便如常。若饥饱劳役，损伤胃气，及食辛热厚味而助火邪，伏于血中，耗散真阴，津液亏少，故大肠结燥。又有老年气虚，津液衰少而结者。肾恶燥，急食辛以润之是也。予尝体法东垣之论，不用东垣之方，如润肠丸、润燥汤、通幽散之类俱不用，惟用六味地黄丸料，煎服自愈。如热秘而又兼气虚者，以前汤内加参芪各五钱，立愈。此因气虚不能推送，阴虚不能濡润故耳。已上治法，予尝亲试而必验，且又不犯大黄、桃仁、枳壳等，破气破血之禁，可以久服，永无秘结，故表而出之。

或问曰：何为不用四物汤？曰：四物汤特能补血耳。此是先天津液不足，故便难。经曰：大肠主津，小肠主液。又曰：肾主五液。津液皆肾水所化，与血何干？故不用四物汤。或又问曰：如干结之甚，消黄亦可暂用否？曰：承气汤用消黄，乃为伤寒从表入里，寒变为热，热入三阴，恐肾干枯。故用消黄以逐去外邪，急救肾火。余独禁用者，乃是论老人、虚人及病后人。肾水原不足，以致干枯，若再用消黄等药以下之，是虚其虚。今日虽取一时之快，来日必愈结。再下之，后日虽铁石亦不能通矣。倘有患此者，当劝慰之，勿令性急，以自取危殆。况老人后门固者，寿考之征，自是常事。若以六味、八味常服，永保无虞。

小便不通并不禁论

溲溺不通，匪细故也。小腹急痛，状如复碗，奔迫难禁，期朝不通，便令人呕，名曰关格。又日不通而毙矣。今人一见此证，除用五苓散之外，束手待毙。若盐熨丹田，蝼蛄、田螺罨脐之法，抑末也。

若津液偏渗于肠胃，大便泄泻，而小便不通者，宜五苓分利之。若水停心下，不能下输膀胱者，亦用五苓渗泄之。若六腑客热，转于下焦而不通者，用益元散以清之。若气迫闭塞，升降不通者，宜升麻以提之，或探吐之。譬如水注之气，上窍开而下窍通也。

经曰：膀胱者，州都之官，津液藏焉，气化则能出矣。又曰：三焦者，决渎之官，水液出焉。可见膀胱但能藏水，必待三焦之气化，方能出水。有服附子热药太过，消尽肺阴，气所不化，用黄连解毒而通者；有用茯苓陈皮甘草汤，送下木香沉香末而通者；此皆气化之验也。已上治法，皆有余之证，谓膀胱中原有水，或为热结，或气闭，有水可通而通之也。至于不足之证，乃虚劳汗多，五内枯燥，脂胰既去，不能生津，膀胱中原无水积，而欲通之，如向乞人而求食，已穷而益穷矣。故东垣分在气、在血而治之，以渴与不渴辨之。如渴而小便不利，此属上焦气分。水生于金，肺热则是清化之源绝矣。当于肺之分，助其秋令，水自生焉。如天令至秋，白露降，须用清金之药，如生脉散之类为当。又有脾虚者，盖因饮食失节，伤其胃气，陷于下焦，经所谓脾胃一虚，令人九窍不通，用补中益气汤。以参芪甘温之品，先调其胃气，以升柴从九原之下而提之，则清升而浊自降矣。清肺者，隔二之治也。补脾者，隔三之治也。东垣虚则补母之妙用类如此，此皆滋后天之化源者。如不渴而小便不利，此属下焦血分。下焦者，肾与膀胱也，乃阴中之阴，阴受热，闭塞其下流。经曰：无阳则阴无以生，无阴则阳无以化。若淡渗之药，乃阳中之阴，非纯阴之剂阳何以化？须用滋肾丸。此气味俱阴，乃阴中之阴也。东垣先生治一个目睛突出，腹胀如鼓，膝已上坚硬，皮肤欲裂，饮食不下，便秘急危者，精思半夜而得之，投之即愈。此是阴虚，阳无以化也。盖至于真阳真阴虚者，东垣未之论。如有真阴虚者，惟六味地黄以补肾水。滋肾丸又所当禁，黄柏、知母、恐其苦寒泄水。又忌淡味渗泄之药。有真阳虚者，须八味丸。褚氏云：阴已萎，而思色以降其精，则精不出而内败，小便道涩如淋。精已耗而复竭之，则大小便道牵痛。愈痛则愈便，愈便则愈痛。戴氏云：有似淋非淋，便中有如鼻涕之状。此乃精溺俱出，精塞溺道，故欲出不能而痛，宜大菟丝子丸、鹿茸丸。戴氏亦得褚氏之法也。若至于转筋喘急欲死，不问男女孕妇产后，急用八味丸料煎饮，缓则不救。或疑桂附辛热，不敢轻用，岂知肾气虚寒，水寒水冻之义，得热则流通，舍此更有何物能直达膀胱，而使雪消春水来耶？

丹溪治一老人患小便不利，因服分利之药太过，遂致秘塞，点滴不出。予以其胃气下陷，用补中益气汤，一服而通。因先多用利药损其肾气，遂致通后遗尿一夜不止，急补其肾，然后已。凡医之治是证者，未有不用泄利之剂，谁能顾其肾气之虚哉！予特表之，以为世戒。

后若有善法丹溪者，已明知其肺虚矣，乃以补中益气汤送肾气丸，岂不上下相须，子母相益耶。《灵枢》言手太阴之别，名曰列缺。其病虚则欠缺，小便遗数。肺为上焦，通调水道，下输膀胱。肾又上连肺，故将两藏，是子母也。母虚子亦虚，自然之理。东垣云：小便遗失，肺金虚也。宜安卧养气，禁劳役，以黄芪人参之类大补之。不愈当责之肾。经曰:膀胱不约为遗尿。仲景云:下焦竭则遗溺失便。又云:下焦不归,则遗溲。盖下焦在膀胱上口,主分别清浊,溲小便。下焦不归其部,不能约制溲便,故遗溺。大抵天暖衣厚则多汗,天冷衣薄则多溺,多溺者寒也。至于不禁,虚寒之甚,非八味丸不效。古方如菟丝子丸、鹿茸散、二气丹,俱可选用。戴氏云:睡著遗尿者,此亦下元冷,小便无禁而然。宜大菟丝子丸,猪胞炙碎,煎汤下。凡遗尿皆属虚,刘河间谓:热甚。客于肾部,干于足厥阴之经,廷孔郁结,甚而气血不能宣通,则痿痹,神无所用。故津液渗入膀胱,而旋溺遗失,不能收禁也。即《内经》淫气遗溺,痹聚在肾。此系热证,不可不知。考之薛按,有因劳发热作渴,小便自遗,或时闭涩。余作肝火血虚,阴挺不能约制。午前补中益气汤加山药、山茱,午后六味丸。月余悉退。

大抵不禁之病,虚寒多而实热少。倘以虚证误投泻火,顷刻危殆。慎之慎之。

梦遗并滑精论

治以肾肝为主。经曰:阴阳之要,阳密乃固,阳强不能密,阴气乃绝。阴平阳秘,精神乃治。阴阳离决,精气乃绝。夫所谓阳强者,乃肝肾所寄之相火强也。所谓阴绝者,乃肾中所藏之真阴绝也。肾为阴,主藏精。肝为阳,主疏泄。是故肾之阴虚,则精不藏。肝之阳强,则火不秘。以不秘之火，加临不藏之精，除不梦，梦即泄矣。或问曰：何故不为他梦，而偏多淫梦耶？曰：《灵枢经》淫邪发梦篇云：厥气客于阴器，则梦接内。盖阴器者，泄精之窍，主宗筋。足太阴、阳明、少阴、厥阴之筋，与夫冲任督三脉之所会，诸筋皆结聚于阴器，而其中有相火寄焉。凡平人入房，而强于作用者，皆此相火充其力也。若不接内，不与阴气合，则精不泄。一接内，与阴相合，则三焦上下内外之火，翕然而下从，百体玄府悉开，其滋生之精，尽趋于阴器以泄，而肾不藏矣。若其人元精坚固者，淫气不能摇，久战而尚不泄，况于梦乎？纵相火动而成宵梦，梦亦不遗。此谓阴平阳秘，无病人也。今人先天禀赋原虚，兼之色欲过度，以致肾阴衰惫，阴虚则相火动。相火之系，上系于心为君火，感物而动，动则相火翕然而随，虽不交会，而精已离其位，即客于阴器间矣。夜卧时，当所寄之相火一遇，与接内时与阴气相合同，故卧而即梦，梦而即遗也。若肾不虚，则无复是梦，梦亦不遗矣。故治是证者，先以肾肝为主。或问曰：阴虚火动而梦遗，服丹溪补阴丸，以滋阴降火，则证与药相对。每依法服之，而不效何也？曰：此未得丹溪滋阴之本意也。盖丹溪心法第一方，原以肾气丸为滋阴之要药也。今人不会其意，以黄柏、知母为君，概用坎离丸固本之类。凡此俱是沉寒泻火之剂，苦寒极能泻水，肾有补而无泻，焉能有裨于阴哉！独薛立斋发明丹溪之所未发，专用六味地黄以补肾，而治梦遗屡效。纵有相火，水能滋木，水升而木火自息矣。倘有脾胃不足，湿热下流者，以前丸为主，煎服补中益气汤以升提之。是用心过度，心不能主令，而相火代事者，亦以前丸为主，而兼用归脾汤。有命门火衰，元精脱陷，玉关不闭者，急用八味丸，或用金锁正元丹。以壮真阳，使之涵乎阴精而不泄。此其大略也。

归脾汤

人参　茯神　黄芪　白术　龙眼肉　酸枣仁炒研各二钱半　木香炙　甘草各五分

用水二钟，生姜二钱，大红枣一枚，煎一钟服。薛新甫加当归、远志，各一钱，亦妙。

昔赵以德云：予治郑鲁叔二十余岁，攻举子业，四鼓犹不卧，遂成此病。卧间玉茎但著被与腿，便梦交接脱精，惟悬空不著则不梦。饮食日减，倦怠少气。此用心太过，二火俱起，夜不得睡，血不归肝。肾水不足，火乘阴虚，入客下焦，鼓其精房，则精不得聚藏而欲走。因玉茎著物，犹厥气客之，故作接内之梦。于是上补心安神，中调脾胃升其阳，下用益精生阴固阳之剂，近三月乃痊。

昔吴茭山有治遗精得法论治。一男子，因病后用心过度，遂梦遗多痰瘦削。诸医以清心莲子饮，久服无效。吴诊其脉紧涩，知冷药利水之剂太过，致使肾气独降，服此愈剧矣。随用升提之法，升坎水而济离火，降阳气而滋阴血。次用鹿角胶、人乳填补精血，逾月痊愈。因思梦遗多端，难作一途施治。有因用心积热而泄者，有因多服门冬、茯苓、车前、知母、黄柏冷利之药而泄者，有久泄玉门不闭而泄者，治疗之法：积热者，当清心降火。冷利者，温补下元。肾气独降者，当升提。使水火交而坎离定位。

上二案，皆以肾为主，而兼治心脾者也。独有一等，肾不虚，而肝经湿热火旺者，茎中作痛，筋急缩，或作痒，或肿，或挺纵不收，白物如精，随溺而下，此筋疝也。宜用龙胆泻肝汤。张子和曰：遗溺、闭癃、阴痿、脬肿、精滑、白淫，皆男子之疝也。若血涸不月，月罢腰膝上热。足躃、嗌干、癃闭，而小腹有块，或定或移，前阴突出，后阴痔漏，此女子之疝也。惟女子不曰疝而曰瘕。

卷之六 后天要论

补中益气汤论

补中益气汤

黄芪一钱 当归 人参 炙甘草 陈皮 升麻 柴胡 白术

此方东垣所制，治内伤之方。古方只有黄芪一钱，其余各三分。薛立斋常用参芪各钱半，白术一钱，当归一钱，陈皮七分，升柴各五分。进退加减，神应无穷。如病甚者，参芪或三钱五钱，随证加用。凡脾胃喜甘而恶苦，喜补而恶攻，喜温而恶寒，喜通而恶滞，喜升而恶降，喜燥而恶湿，此方得之。

或问曰：古今称补中益气汤，为万世无穷之利，其义云何？曰：此发前人之所未发，继仲景、河间而立，意义深远也。世人一见发热，便以外感风寒暑湿之邪，非发散，邪从何处解？又不能的见风寒暑湿对证施治，乃通用解表之剂，如九味羌活汤、败毒散、十神汤之类，甚则凉膈、白虎，杂然并进，因而致毙者多矣。东垣深痛其害，创立此方，以为邪之所凑，其气必虚，内伤者多，外感者间有之。纵有外邪，亦是乘虚而入，但补其中益其气，而邪自退听。不必攻邪，攻则虚者愈虚，而危亡随其后矣。倘有外感，而内伤不甚者，即于本方中，酌加对证之药，而外邪自退。所谓仁义之师，无敌于天下也。至于饮食失节，劳役过度，胃中阳气自虚，下陷于阴中而发热者，此阳虚自病。误作外感而发散之，益虚其虚矣。为害岂浅哉！又有一种内伤真阴而发热者，与内伤阳气相似，此当补真阴，非四物汤之谓，又非坎离丸之类，详见“先天要论”中者。心肺在上，肾肝在下，脾胃处于中州，为四脏之主气者。中焦无形之气，所以蒸腐水谷，升降出入，乃先天之气，又为脾胃之主。后天脾土，非得先天之气不行。是方，盖为此气因劳而下陷于肾肝，清气不升，浊气不降，故用升麻使由右腋而上，用柴胡使由左腋而上，非借参芪之功，则升提无力。是方，所以补益后天中之先天也。

或问曰：余见先生动辄以先天后天立论，余考之《易》中先天后天之图，乾南、坤北、离东、坎西等卦位，于医道中甚无所合，而先生屡言之不已，其义云何？曰：怪乎子之问也。余所谓先天者，指一点无形之火气也。后天者，指有形之体，自脏腑及血肉皮肤，与夫涕唾津液，皆是也。既曰先天，此时天尚未生，何况有乾南坤北八卦对待之图乎？曰：然则伏羲此图，何为而设也？余曰：此非先天之图，乃中天八卦之图。天位乎上，地位乎下，日出乎东，水源于西，风雨在天上，山雷在地下，人与万物位乎中。余尝见邵子排列如此，有中天八卦图，其当今所用者，止一文王后天图。出乎震，齐乎巽，相见乎离，致役乎坤，悦言乎兑，战乎乾，劳乎坎，成乎艮。以春秋昼夜十二时相配，因以定阴阳，决生死。推而天文地理星相医卜，无一不以此图为则。至于先天者，无形可见。即《易》中帝出乎震之帝。神也者，妙万物而为言之神，是也。帝与神，即余“先天要论”中所称真君真主，本系无形，不得已而强立此名。以为主宰先天之体，以为流行后天之用。东垣先生独会其宗，而于补中益气方中，用柴胡升麻者，正以升发先天之气于脾土之中，真万世无穷之利，余所以谆谆为言也。盖人身以脾胃为主，人皆知之。而先天隐于无形者，举世置而弗论，故余既立“先天要论”矣。后于“后天论”中，发明东垣《脾胃论》，亦用先天无形者为主。读《脾胃论》者，读至人受水谷之气以生，所谓清气、营气、卫气、元气、谷气、春升之气，皆胃气之别名，则可见矣。饮食入胃，犹水谷在釜中，非火不熟，脾能化食，全借少阳相火之无形者，在下焦蒸腐，始能运化也。此时若用寒凉之药，饮食亦不运化矣。盖脾胃中之火，土中之火，纳音所谓炉中火。养炉中火者，须频加煤炭。盖以热灰温养其火，而火气自存，一经寒水，便成死灰。将以何者蒸腐水谷？以何者接引灯烛？举目皆地狱光景，可不戒哉！经曰：劳者温之，损者温之，正取温养之义也。

东垣曰：岐伯曰有所劳倦，形气衰少。谷气不盛，上焦不行，下脘不通，而胃气热，热气熏胸中故内热。举痛论云：劳则气耗。劳则喘且汗出，内外皆越，故气耗。夫喜怒不节，起居不时，有所劳伤，皆损其气。气衰则火旺，火旺则乘其脾土，脾主四肢，故困热无气以动，懒于语言，动作喘乏，表热自汗，心烦不安。当病之时，宜安心静坐，以养其气。以甘寒泻其热火，以酸味收其散气，以甘温补其中气。经言：劳者温之，损者温之。是也。《金匮要略》云：平人脉大为劳，脉极虚亦为劳。夫劳之为病，其脉大，手足烦热，春夏剧，秋冬瘥，以黄芪建中汤治之。此亦温之之意也。盖人受水谷之气以生，所谓清气、营气、元气、卫气、春升之气，皆胃气之别名也。夫胃气为水谷之海，饮食入胃，游溢精气，上输于脾，脾气散精，上归于肺，通调水道，下输膀胱，水精四布，五经并行。合于四时，五脏阴阳，揆度以为常也。若饮食失节，寒温不适，脾胃乃伤。喜怒忧恐，损耗元气。脾胃气衰，元气不足，而火独盛。火者，阴火也，起于下焦，元气之贼也。壮火食气，少火生气，火与元气不两立，一胜则一负。脾胃气虚，则下流肝肾，名曰重强。阴火得以乘其土位。故脾证始得，则气高而喘，身热而烦，其脉洪大而头痛，或渴不止，其皮肤不任风寒，而生寒热。盖脾胃之气下流，使谷气不得升浮，是春生之令不行，则无阳以护其荣卫，遂不任风寒，而生寒热。此皆脾胃之气不足所致也。然与外感风寒之证，颇同而实异。内伤脾胃，乃伤其气。外感风寒，乃伤其形。伤其外则有余，有余者泻之。伤其内则不足，不足者补之。汗之、下之、吐之、克之之类，皆泻也。温之、和之、调之、养之之类，皆补也。内伤不足之病，苟误认作外感有余之证，而反泻之，则虚其虚也。实实虚虚如此死者，医杀之耳。然则奈何唯当以辛甘温剂补其中，而升其阳则愈矣？经曰：劳者温之，损者温之。又曰：温能除大热。大忌苦寒之药，损其脾胃。今立补中益气汤主之。夫因饥饱劳役，损伤脾胃，或专因饮食不调，或专因劳力过度，或饥饱之后加之劳力，或劳力之后加之饥饱，皆为内伤。

脾胃一虚，肺气先绝。故用黄芪以益皮毛而闭腠理，不令自汗。损其元气，上喘气短，人参以补之。心火乘脾，须炙甘草之甘，以泻大热，而补脾胃中元气。若脾胃急痛，并大虚腹中急缩者，宜多用之。经曰：急者缓之。白术苦甘温，除胃中热，利腰脐间血。胃中清气在下，必加升麻柴胡以引之。引黄芪、甘草甘温之气味上升，能补卫气之散解而实其表也，又缓带脉之缩急。二味皆苦平，味之薄者，阴中之阳，引胃中清气升于阳道，及诸经生发之气，以滋春气之和也。气乱于胸中，为清浊相干，用去白陈皮以理之，清升而浊自降矣。胃气虚不能升浮，为阴火伤其生发之气，荣血大亏。荣气不营，阴火炽起，日渐熬煎，血气日减。心主血，减则心无所养，致使心乱而烦，故以当归和之。如烦犹未止，加服地黄丸，以补肾水，水旺而心火自降。以手扪之，而肌表热者，表证也。只服补中益气汤一二服，得微汗则已。非止发汗，乃阴阳气和，自然汗出也。

如精神短少，倍加人参五味子。如头痛，加蔓荆子。如头痛有痰沉重，乃太阴痰厥头痛，加半夏天麻。如腹中痛者，加白芍药。如恶寒冷痛，更加桂心。如恶热喜寒热痛，更加黄连。如腹中痛恶寒，而脉弦者，是木来克土也，小建中汤主之。盖芍药味酸，于土中泻木为君。如脉沉细，腹痛，以理中汤主之。干姜味热，于土中泻水，以为主也。

脐下痛者，加熟地黄。如不已，乃大寒也，更加肉桂。凡小腹痛，多属肾气奔豚。惟桂泄奔豚，故加之。如胁痛，或胁下缩急，俱加柴胡、芍药。如体重肢节痛，或腹胀自利，脉来濡缓者，湿胜也。加苍术、厚朴主之。如风湿相搏，一身尽痛，加羌活、防风、藁本，别作一服。病去勿再服，以诸风药损人元气也。

如冬月恶寒发热无汗，脉浮而紧，本方加麻黄、桂枝，如麻黄五分，用参芪各一钱。如冬月恶风发热有汗，脉浮而缓，加桂枝、芍药。伤寒必恶寒，伤风必恶风，伤食必恶食。伤寒恶寒，烈火不能热，重绵不能温。内伤者，得就暖处，著绵温火，便不恶矣。内伤饮食，口不知味，不思饮食。伤寒者，虽不能食，未尝不知味也。劳力内伤者，身体沉重，四肢困倦，百节烦疼，心满气短，懒于言语。若伤寒者，太阳则头痛，少阳则胁痛，阳明则目痛，不若内伤之怠惰嗜卧也。伤寒发热，拂拂如羽毛之热，热在皮毛。内伤者，肌体壮热，扪之烙手，右手气口脉大于左手人迎三倍。其气口脉急大而数，时一代而涩。涩是肺之本脉，代是气不相接，乃脾胃不足之脉。大是洪大，洪大而数，乃心脉刑肺。急是弦急，乃肝木挟心火克肺金也。其右关脉属脾，比五脉独大而数，数中时显一代，此不甚劳役，是饮食不时，寒温失所，胃脉损弱，隐而不见，惟内显脾脉如此。若外伤，人迎脉大于气口也。

东垣以手扪热有三法：以轻手扪之则热，重按之则不热，是热在皮毛血脉也；重按筋骨之间则热蒸手，轻摸之则不热，是热在骨髓也；轻手扪之不热，重手按之亦不热，不轻不重按之而热者，是热在筋骨之上、皮毛血肉之下、乃热在肌肉。肌肉间热者，正内伤劳倦之热也。若余于内伤真阴者，以手扪热亦有二：扪之烙手骨中如炙者，肾中之真阴虚也；扪之烙手，按之筋骨之下，反觉寒者，肾中真阳虚也。面必赤者，阴盛于下，逼阳于上也。口必渴者，肾水干枯，引水自救也。若口吐痰多如清水者，肾水泛上为痰，口必不渴也。口咯痰如沫者，水沸为痰，阴火熬煎，口必渴也。腰胁痛者，肾肝虚也。足心如烙者，涌泉涸竭也。膝以下冷者，命门衰绝，上气必喘也。尺脉必数者，阴火旺也。尺脉数而无力或欲绝者，真阳衰也。骨痛如折者。肾主骨。骨衰乘火也。此阳虚阴虚之辨，而阴虚之中，又有真阴真阳之不同，其治法详于“先天论”中。

或问曰：丹溪云东南之人，阳气易以升，不可服补中益气汤。当今江以南之人，果尽不当服乎？曰：此东南，指人之脏腑而言也。盖东方属肝，南方属心。肝与心有火者，不可服，恐木火愈旺也。若黄帝起四方之问，岐伯有四治之能，此东南西北方指地位也。既不可服东南二方之剂。其人上盛者，必下虚，其肾气大虚矣。急须填补北方先天之元气为要。总而言之，先天后天不得截然两分。上焦元阳不足者，下陷于肾中也，当取之至阴之下。下焦真阴不足者，飞越于上部也，焉可不引而归原耶！是以补中益气汤，与肾气丸并用。朝服补阳，暮服补阴，互相培养。但先后轻重之分，明者知之，不必详述。

或问：肾气丸中以地黄为君，恐其泥膈，或于脾胃有妨乎？曰：肾气丸中尽是肾经的药，并无一味脾胃药杂其中，径入肾经，焉能泥膈？凡用药须要分得阴阳、水火清净。如朝廷有六部，一部有一部之事，一部有一部用事之人。今欲输纳钱粮，而可与天曹用事之人同议乎？曰：若如所言。予正谓肾经水部，不可与脾经户部相杂之谓耳。

曰:余所谓不杂者,谓肾水药中,不可杂脾土药;脾胃药中,不得杂肾经药。如四君子汤,脾经药也,杂地黄其中,则泥膈矣。八味地黄丸,肾经药也,加人参则杂矣。若论肾与脾胃,水土原是一气,人但知土之为地。而不知土亦水也。自天一生水,而水之凝成处,始为土。土之坚者为石。此后天卦位坎之后,继之艮。艮为山为土,艮土得先天之土,水中之主也。土无定位,随母寄生,随母而补。故欲补太阴脾土,先补肾中少阳相火。若水谷在釜中,非釜底有火则不熟。补肾者,补肾中火也,须用八味丸。医不达此,而日从事于人参白术,非探本之术。盖土之本初原是水也。世谓补肾不如补脾,余谓补脾不如补肾。

伤饮食论

阴阳应象论云:水谷之寒热,感则害人六腑。是饮食之伤,伤于寒热也。痹论云:饮食自倍,肠胃乃伤。是饮食之伤,自伤于饥饱也。古人治法,分上中下三等而治之。在上者,因而越之,瓜蒂散之类主之。中者,消化,神曲、麦芽、山楂、三棱、广茂之类主之。在下者,引而竭之,硝、黄、巴豆、牵牛、甘遂之类主之。古人又分寒热而治之。伤热物者,以寒药治之。伤寒物者,以热药治之。如伤冷物二分。热物一分,则用热药二停,寒药一停,若备急丸是也。予意当随证加减,大抵饮食之病,伤寒物一边居多。以上法门,未必可为典要也。

当今方家，以平胃散为主，出入增减，亦可为脾胃之准绳。平胃者，胃中有高阜，则使平之。一平即止，不可过剂，过剂则平地反成坎矣。今人以平胃散为常服补剂者，误也。不若枳术丸为胜。夫枳术丸，乃洁古老人所制。用枳实一两，白术二两，补药多于消药，先补而后消。以荷叶裹饭，烧熟为丸。盖取荷叶色青，得震卦之体，有仰盂之象，中空而清气上升，烧饭为丸，以助谷气。谓洁古枳术一方，启东垣末年之悟，补中益气，自此始也。但洁古专为有伤食者设，今人以此丸为补脾药，朝服暮饵，更有益之橘半番砂者，则又甚矣。吾恐枳实一味，有推墙倒壁之功，而人之肠胃中，既已有伤，墙壁不固，能经几番推倒乎？

至若山楂、神曲、麦芽三味，举世所常用者。余独永弃。盖山楂能化肉积，凡年久母猪肉，煮不熟者，入山楂一撮，皮肉尽烂。又产妇儿枕痛者，用山楂二十粒，砂糖水煎一碗服之，儿枕立化。可见其破气又破血，不可轻用。曲蘖者，以米与水在瓷缸中，必借曲以酿成酒，必借蘖以酿成糖。脾胃在人身，非瓷缸比，原有化食之能。今食不化者，其所能者病也。只补助其能，而食自化，何必用此消克之药哉！大凡元气完固之人，多食不伤，过时不饥。若夫先因本气不足，致令饮食有伤矣，前药一用，饮食虽消，但脾既已受伤，而复经此一番消化，愈虚其虚。明后日食复不化，犹谓前药已效，药力欠多，汤丸并进。展转相害，羸瘦日增，良可悲哉！余痛此弊，因申言之。凡太平丸、保和丸，肥儿丸之类，其名虽美，俱不用。盖名之美者，其药必恶。故以美名加之，以欺人耳目，非大方家可用也。故医有贫贱之医，有富贵之医。膏粱之子弟，与藜藿之民不同。太平之民，与疮痍之民不同。乡村闾巷顽夫壮士，暴有所伤，一服可愈。若膏粱子弟，禀受虚弱，奉养柔脆，概以此术施之，贻害不小。夫有医术、有医道，术可暂行一时，道则流芳千古。有古方、有今方、有圣方、有俗方，余以为今人不如古人，不敢自立一方。若脾胃惟东垣为圣，择而用之。以调中益气、补中益气二方，因人增减。真知其寒物伤也，本方中加热药，如姜桂之类。热物伤也，加黄连之类。真知有肉食伤也，加山楂数粒。酒食伤也，加葛花一味，随证调理。此东垣之法，方士之绳墨也。然以寒治热而热不去，以热治寒而寒不除，奈之何？经曰：寒之不寒，是无水也。热之不热，是无火也。壮水之主，益火之原，此东垣之未及也。

如有食填太阴，名曰食厥者，上部有脉，下部无脉，不治则死。急以阴阳盐汤，探吐其物即愈。如有食积，肠腹绞痛，手不可按者，不得不下。审知其为寒积，必用巴豆感应丸。审知其为热积，必用大黄承气汤。下之不当，死生立判，慎之哉！

昔张子和动辄言下，盖下之当也。仲景三承气，审之详密，可下、不可下、急下，分毫不爽。如下血积，必用桃仁、红花。下水，必用牵牛、甘遂。下水中之血，必用虻虫、水蛭。今人畏而不敢下者，不明之罪小，无忌而妄用者，杀人之罪大。医司人命，岂易言哉？

何柏斋云：造化生物，天地水火而已。主之者天，成之者地也。故曰：乾知大始，坤作成物。至于天地交合，变化之用，则水火二气也。天运水火于地之中，则物生矣。然水火不可偏盛,太旱物不生,火偏盛也。太涝物亦不生,水偏盛也。水火和平而物生,自然之理。人之脏腑,以脾胃为主。盖饮食入于胃,而运以脾,犹地之土也。然脾胃能化物,实由于水火二气,非脾所能也。火盛则脾胃燥,水盛则脾胃湿,皆不能化物,乃生诸病。制其偏而使之平,则治之之法也。

愚按制其偏而使之平一句,甚好。所谓制者,非去水去火之谓。人身水火,原自均平,偏者病也。火偏多者,补水配火,不必去火。水偏多者,补火配水,不必去水。譬之天平,此重则彼轻。一边重者,只补足轻之一边,决不凿去码子。盖码子一定之数,今人欲泻水降火者,凿码子者也。

余于脾胃,分别阴阳水火而调之。如不思饮食,此属阳明胃土受病,须补少阴心火。归脾汤补心火,以生胃土也。能食不化,此属太阴脾土,须补少阳相火。八味丸补相火,以生脾土也。无非欲人培养一点先天之火气,以补土之母耳。若理中汤用干姜,所以制土中之水也。建中汤用芍药,所以制土中之木也。黄芪汤所以益土之子,使不食母之食也。六味丸所以壮水之主也,八味丸所以益火之原也。土无定位,寄旺于四时,无专能,代天以成化。故于四脏中兼用之,总之以补为主,不用克伐。脾气不陷,补中益气。肝木乘脾,加左金丸。郁怒伤脾,归脾汤。脾虚不能摄痰,六君子汤。脾肾两虚,四君、四神。阴火乘脾,六味丸。命门火衰,不生脾土,八味丸。先天之气足,而后天之气不足者,补中气为主。后天足而先天不足者,补元气为主。或曰:正当胸膈饱闷之时,数日粒米不下,陈皮、枳壳、木香、乌药,日夜吞咽,尚且不通,复可补乎?曰:此正因初先不知补益,擅用发散,克伐太过,虚痞之病也。经曰:

下焦虚乏，中焦痞满。欲治其虚，则中满愈甚。欲消其痞，则下焦愈乏。庸医值此，难以措手。疏启其中，峻补于下。少用则邪壅于上，多用则峻补于下，所谓塞因塞用者也。善用者，能以人参一两（或七八钱），少加升麻一钱，大剂一服即愈。此《内经》之妙用，不可不知也。

东垣云：酒者大热有毒，气味俱阳，乃无形之物也。若伤之，止当发散，汗出则愈矣。其次莫如利小便，乃上下分消其湿。今之病酒者，往往服酒症丸大热之药下之，又有牵牛、大黄下之者，是无形元气受病，反下有形阴血，乖误甚矣！酒性大热，已伤元气，而复重泻之，又损肾水真阴，及有形血气，俱为不足。如此则阴血愈虚，真水愈弱。阳毒之热大旺，反增其阴火，是元气消铄，折人长命。不然则虚损之病成矣，宜以葛花解酲汤主之。

葛花解酲方

青皮去瓤，三钱　木香五分　橘红　人参　茯苓各一钱五分　猪苓一钱五分　白豆蔻五分　葛花五分　砂仁五分　泽泻一钱　白术二钱　干姜一钱　神曲一钱

上为细末，每服三钱，白汤调下。得微汗则病去。此东垣原方，宜加减用。

中暑伤暑论

中暑者，面垢自汗口燥，闷倒昏不知人，背冷手足微冷，或吐、或泻、或喘、或满是也。当是时，切勿便与冷水，

或卧冷地。如行路暍死者，即置日中热地上，以小便溺热土上，取热土罨病人脐上，急以二气丹同苏合香丸，汤调灌下。如无二气丹，研蒜水灌之亦可。盖中伤暑毒，外阳内阴，诸暑药多用暖剂。如大顺散之用姜桂，枇杷叶散之用丁香，蒜亦辛热之物，又蒜气臭烈，能通诸窍也。

东垣分阴阳动静而治之。

静而得之者，为阴证。或深堂水阁，过处凉室，以伤其外。或浮瓜沉李，过食生冷，以伤其内。所谓因暑而伤暑者也，其病必头痛恶寒，肢节疼痛而烦心，肌肤大热无汗。腹痛吐泻，为房室冷物之阴寒所遏，使周身阳气不得伸越，以大顺散主之。

动而得之者，为阳证。或行人或农夫，于日中劳役得之。为热伤元气，其病必苦头疼发燥恶热，扪之肌肤大热，必大渴引饮，汗大泄齿燥，无气以动，乃为暑伤气，苍术白虎主之。若人元气不足，用前药不应，惟清暑益气汤，或补中益气汤为当。大抵夏月阳气浮于外，阴气伏于内，若人饮食劳倦，内伤中气，或酷暑劳役，外伤阳气者，多患之。法当调补元气为主，而佐以解暑。若阴寒之证，用大顺散桂附大辛热之药。此《内经》舍时从证之良法，不可不知。今人患暑证殁，而手足指甲或肢体青黯。此皆不究其因，不温其内，而泛用香薷饮之类所误也。夫香薷饮，乃散阳气导真阴之剂也。须审有是证，而服之，斯为对证。今人平日间恐患暑病，而先服此以预防，适所以招暑也。若人元气素虚，或房劳过度而饮之者，为祸尤不浅。若欲预防，惟孙真人生脉散，为夏令最宜。

暑乃六气中之一，即天上火。惟此火可以寒水折之，非比炉中火与龙雷火也。凡伤暑腹痛吐泻交作者，一味冷井水，加清蒿汁饮之，立愈。暑毒从小便中泄矣，名曰臭灵丹。

暑喜伤心，心属南方火，从其类也。小肠为心之腑，利心经暑毒，使由小肠出，故青蒿香薷为要。

有因伤暑，遂极饮冷水，或医者过投冷剂，致吐利不止，外热内寒，烦躁多渴，甚欲裸形，状如伤寒。此阴盛格寒，宜用温药。香薷饮中加附子，浸冷服。

又有因冒暑，吐极胃虚，百药不入，粒米不下，入口即吐，病甚危笃。急用人参一钱，黄连五分，姜汁炒焦。糯米一撮，水一钟，煎一小酒盏。候冷，用茶匙徐徐润下，少顷再入一匙。得入数匙不吐，尽一小盏，便可投药食矣。

暑病与热病相似，但热病脉盛，暑病脉虚为辨耳。

二气丹　治伏暑伤冷，二气交错，中脘痞结，或吐或泻。

硝石　硫黄各等分

上为细末，石器内火炒令黄色，再研，用糯米丸如梧桐子大，每服四十丸。

大顺散　治冒暑伏热，引饮过多，脾胃受湿，水谷不分，霍乱呕吐，脏腑不调。

甘草三两　干姜　杏仁　肉桂各四两

上先将甘草炒八分黄色，次入干姜同炒，令姜裂。次入杏仁同炒，令杏仁不作声为度。用筛筛净后，同作一处捣罗。每服二钱，水一钟，煎七分，温服。如烦躁，井花水调服，不拘时。

香薷饮　治伏暑引饮，口燥咽干，或吐或泻，并皆治之。

香薷半斤　白扁豆炒，四两　厚朴姜汁炒，四两　黄连姜汁炒二两

上㕮咀。每服三钱，水一钟，入酒少许，煎七分，温服。

十味香薷饮　消暑气，和脾胃。

香薷一两　人参　陈皮　白术　茯苓　黄芪　白扁豆　木瓜　厚朴姜汁炒　甘草炙　已上各半两。

上为细末，每服三钱，冷水调下。

清暑益气汤

黄芪一钱　苍术钱半　升麻一钱　人参　白术　陈皮　神曲　泽泻各五分　甘草　黄柏　葛根　青皮　当归　麦门冬各三分　五味子九粒

水二钟，煎至一钟。

《内经》曰：阳气者，卫外而为固也，热则气泄。今暑邪干卫，故身热自汗。以黄芪甘温补之为君；人参陈皮、当归、甘草，微温补中益气为臣；苍术、白术、泽泻，渗利而除湿；升麻葛根苦甘平，善解肌热，又以风胜湿也；热则食不消，而作痞满，故以炒曲甘辛，青皮辛温，消食快气；肾恶燥，急食辛以润之。故以黄柏苦寒，借其气味泻热补水；虚者滋其化源，故以麦门冬、五味子酸甘微寒，救天暑之伤庚金为佐。此病皆由饮食劳倦，伤其元气，乘天暑而发也。元气不虚，暑邪从何处而入哉？

一小儿患呕吐泻利，烦躁搐搦。或以为惊，或以为风。余见其口燥，手指茶壶，腹中鸣，出对诸医曰：易治也。借药笼中三味药足矣。用黄连五分，甘草三分，人参五分，水煎冷服。下咽顷刻，即睡而安。或问曰：黄连甘

草解毒善矣，又加人参五分，谓何？余曰：若不用参，此儿当病气弱数日，得参明后日，复如无病人矣。次日果然。

白虎汤

石膏　知母　甘草　人参　糯米

此方是暑月热病发热之正方。名曰白虎者，西方之金神也。将来者进，成功者退，使秋金之令行，则火令退听。石膏寒中之药，淡而辛，能汗能利。必审其人有大汗而渴，齿燥，其脉洪而长，时当夏月可用。若无汗不渴，脉虚而不洪长，或重按全无，虽壮热口渴，象白虎汤证。此系脾胃气虚，元阳不足，误服白虎必死。又有一等大失血后，或妇人产后，壮热喘促，面赤引饮，脉虚，名曰血虚发热。最忌白虎，须用当归补血汤则安。

《夷坚甲志》云：昔虞丞相自渠川被召，途中冒暑，得疾，泄痢则疟。独炼雄黄，蒸饼和药，甘草作汤，服之安乐。别作治疗，医家大错。如方制服，其疾随愈。引此为例，余可类推。

湿　论

有在天之湿，雨露雾是也。在天者本乎气，故先中表之荣卫。有在地之湿，泥水是也。在地者本乎形，故先伤肌肉筋骨血脉。有饮食之湿，酒水乳酪是也。胃为水谷之海，故伤于脾胃。有汗液之湿，谓汗出沾衣，未经解换者是也。有太阴脾土所化之湿，不从外入者也。阳盛则火胜，化为湿热。阴盛则水胜，化为寒湿。其证发热恶寒，身重自汗，筋骨疼痛，小便秘涩，大便溏泄，腰痛不能转侧，跗肿肉如泥，按之不起。

经曰：因于湿，首如裹。湿气蒸于上，故头重。又曰：湿伤筋，故大筋緛短，小筋弛长。緛短为拘，弛长为痿。又曰：湿胜则濡泄，故大便溏泄。大便泄，故小便涩。又曰：湿从下受之，故跗肿。又曰：诸湿肿满，皆属脾土。故腹胀肉如泥。湿气入肾，肾主水，水流湿，各从其类，故腰肾痛。

治法：在上者，当微汗，羌活胜湿汤。在下者，当利小便，五苓散。夫脾者，五脏之至阴，其性恶湿。今湿气内客于脾，故不能腐熟水谷，致清浊不分，水入肠间，虚莫能制，故濡泄。法当除湿利小便也。

东垣曰：治湿不利小便，非其治也。又曰：在下者引而竭之。圣人之言、虽布在方策，其不尽者，可以意求耳。夫湿淫从外而入里，若用淡渗之剂以除之，是降之又降，是复益其阴，而重竭其阳，则阳气愈削，而精神愈短矣。是阴重强阳重衰，反助其邪之谓也。故用升阳风药即瘥。以羌活、独活、柴胡、升麻各一钱，防风根半钱，炙甘草半钱，水煎热服。大法云：湿淫所胜，助风以平之。又曰：下者举之，得阳气升腾而愈矣。又曰：客者除之，是因曲而为之直也。夫圣人之法，可以类推，举一而知百也。

有脚气，类伤寒发热恶寒，必脚胫间肿痛，俱从湿治。《千金方》有阴阳之分：阴脚气，胫处肿而不红。阳脚气，肿而红者是也。

有湿热发黄者，当从郁治。凡湿热之物，不郁则不黄，禁用茵陈五苓散。凡见用五苓茵陈者，十不一生。当用逍遥散，方见郁论。

凡伤寒必恶寒，伤风必恶风，伤湿必恶雨。如伤湿而兼恶寒无汗，骨节疼痛者，仲景有甘草附子汤。

甘草附子汤

甘草炙一钱　附子钱半　白术二钱　桂枝四钱

水煎，作一服。

金匮防己汤　治湿胜身重阳微，中风则汗出恶风，故用黄芪、炙甘草以实表，防己白术以胜湿。

防己三钱　甘草钱半，炙　白术二钱　黄芪三钱半

加生姜大枣，水煎作一服。

羌活胜湿汤　通治湿证。

羌活　独活　藁本　防风　甘草　川芎各一钱　蔓荆子三分

如身重腰痛沉沉然，经中有寒也，加酒防己五分。附子五分。

有一友宦游京师，病腿痛发热，不能履地。众以为腿痈。延予视之，扶掖而出见。予曰：非痈也。以补中益气汤，加羌活、防风各一钱，一服如失。次日，乘马来谢。

余一日患阴丸一个肿如鸭卵，发热。以湿热证治之，不效。细思之，数日前从定海小船回，有湿布风帆在坐下，比上岸始觉。以意逆之，此感寒湿在肾丸也。乃用六味地黄，加柴胡、吴茱萸、肉桂各一钱，独活五分，一服而热退，再服而肿消。后有患偏坠者，此方多妙。

疟　论

或问曰：经云夏伤于暑，秋必病疟。前人虽备言之，旨殊未畅，盍明示诸。曰：不发于夏，而发于秋，此亢则害承乃制，子来救母之义。盖暑令当权，君火用事，肺金必受伤克。火位之下，水气承之，肾水为肺之子，因母受火伤，子来承之，以制火救母。于是水火相战，阴阳交争，大胜则大复，小胜则小复，此阴阳胜复之常理，疟之所由作也。然而有病、有不病者，盖邪之所凑，其气必虚。故其人元气不固者，暑邪得以乘之。所以治疟，以扶元气为主。

发在夏至后，处暑前者，此三阳受病。伤之浅者，近而暴也。发在处暑后，冬至前者，此三阴受病。伤之重者，远而深也。

发在子半之后午之前，是阳分受病，其病易愈。发于午后者，是阴分受病，其病难愈。

或问曰：有一日一发，有间日一发，有三日一发，何也？曰：在阳则发早，在阴则发晏。浅则日作，深则间日。夫人荣卫之气，一日一周，历五脏六腑十二经络之界分。每一界各有一舍，荣卫之有舍，犹行人之传舍也。邪气客于荣卫之舍，与日行之卫气相接则病作，离则病退。故一日一周，有止发之定期。其间日而作者，气之舍深，内薄于阴，阳气独发，阴气内著，阴与阳争，不得出，故间日而作也。三日一作者,邪入于三阴也。作于子午卯酉日者,少阴也。寅申巳亥日者,厥阴也。辰戌丑未日者,太阴也。

凡治疟,必先问其寒热多寡,而参之脉证。有寒多热少者,有热多寒少者。大抵寒热往来,皆属少阳经证,治法当以小柴胡为主。若寒多者,小柴胡加桂枝。有但热不寒者,名曰瘅疟。有但寒不热者,名曰牡疟。《金匮》云:阴气孤绝,阳气独发,则热而少气烦冤,手足热而欲呕,名曰瘅疟。邪气内藏于心肺,外舍于分肉之间,令人消烁脱肉。又云:温疟者,其脉如平,人身无寒但热,骨节疼烦,时时呕逆,以白虎加桂枝汤主之。但寒者,名曰牡疟,蜀漆散主之。此寒热多寡之定法也。然亦有不可执者,当察其脉之虚实何如。若但寒者,其脉或洪实或滑,当作实热治之。若但热者,其脉或空虚或微弱,当作虚寒治之。仲景云:疟脉自弦。弦数者多热,弦迟者多寒。弦小紧者可下,弦迟者可温,弦紧者可发汗及针灸也。弦数者,风痰发也,以饮食消息止之。

凡疟将发之时,与正发之际,慎勿施治。治亦无效。必待阴阳并极而退,过此邪留所客之地,然后治之。且当病未发二三时前,迎而夺之可也。

古今治疟证候,有风寒暑湿不同治疗,有汗、吐、下各异方术,无虑千百,不能尽述。独无痰不成疟,无食不成疟,深得致疟之因。无汗要有汗,散邪为主。有汗要无汗,扶正气为主,深得治疟之法。以青皮饮一方,治秋时正疟,随证加减,屡用屡效。若胃中有郁痰伏结者,以草果饮一服即愈。

服前方不应，当以补中益气汤，倍柴胡加半夏、生姜，养正而邪自除。薛立斋先生云：凡人久疟，诸药不效，以补中益气汤加半夏，用人参一两，煨姜五钱，此不截之截也，一服即愈。

仁斋云：有人脏腑久虚，大便常滑，忽得疟疾，呕吐异常。以二陈加人参、白豆蔻，进一二服，病人自觉气脉顿平，寒热不作。盖白豆蔻流行三焦，元气荣卫一转，寒热自平。继今遇有呕吐发疟之证，或其人素虚者，慎勿用常山等药。以上专论秋时正疟之法也。世间似疟非疟者多，世人一见寒热往来，便以截疟丹施治，一截不止则再截，再截而止，止而复发复截，以致委顿。甚或因而致毙者有之，是不可不辨也。经曰：阳虚则恶寒，阴虚则恶热。阴气上入于阳中，则恶寒。阳气下陷于阴中，则恶热。凡伤寒后、大病后、产后、劳瘵等证，俱有往来寒热，似疟非疟，或一日二三度发，并作虚治。但有阳虚阴虚之别，阳虚者补阳，如理中汤，六君子汤、补中益气汤加姜桂，甚则加附子。诸方中必用升麻柴胡，以提出阴中之阳，水升火降而愈。医书中有论及之者矣。至于阴虚者，其寒热亦与正疟无异，而阴疟中又有真阴真阳之分，人所不知。经曰：昼见夜伏，夜见昼止，按时而发，是无水也。昼见夜伏，夜见昼止，倏忽往来，时作时止，是无火也。无水者，壮水之主，以镇阳光，六味汤主之。无火者，益火之原，以消阴翳，八味汤主之。世人患久疟而不愈者，非疟不可愈，乃治之不如法也。丹溪云：夜发者邪入阴分，宜用血药引出阳分，当归、川芎、红花、生地、黄柏治之。亦未及真阴真阳之至理，遍考诸书疟论，并未能露其意，且余常试有神验，故特表而出焉。余见发疟有面赤口渴者，俱作肾中真阴虚治，无不立应。凡见患者寒来如冰，热来如烙，惟面赤如脂，渴欲饮水者，以六味地黄加柴胡、芍药、肉桂、五味，大剂一服便愈。

有渴甚者，每发时饮汤不绝，必得五六大壶方可。余以六味丸一料，内肉桂一两，水十碗，作四砂锅，煎五六碗，以水探冷，连进代茶。遂熟睡渴止而热愈。

又有恶寒恶热，如疟无异。面赤如脂，口渴不甚，吐痰如涌，身以上热如烙，膝以下自觉冷。此真阳泛上，肾虚之极。急以附子八味地黄汤，大剂冷饮而热退。继以人参建中汤调理。

加减地黄方 肾肝同治之法。

熟地四钱 山药二钱 山茱萸肉二钱 丹皮钱半 茯苓钱半 泽泻一钱 五味子一钱 柴胡一钱 芍药一钱 肉桂一钱

水三钟，煎一钟服。

八味地黄方

即六味地黄分两，外加附子一钱，肉桂一钱。

补中益气汤加半夏方

人参 黄芪 甘草 当归 白术 柴胡 升麻 陈皮 半夏 加煨姜

六味丸方

熟地八两 山药四两 山萸肉四两 丹皮三两 茯苓三两 泽泻三两 加肉桂一两

建中汤方

人参一钱 芍药二钱 甘草一钱 肉桂七分 大枣

饴糖

又有一等郁证似疟者，其寒热与正疟无异。但其人口苦，呕吐清水或苦水，面青胁痛，耳鸣脉涩，须以逍遥散，加茱、连、贝母，倍柴胡，作一服。继以六味地黄，加柴胡、芍药调理而安。

至于三阴疟者，惟太阴疟当用理中汤，必加肉桂。若少阴厥阴，非八味地黄不效。

逍遥散 治郁疟。

柴胡一钱 芍药一钱 陈皮一钱 牡丹皮一钱 茯神一钱 当归一钱 白术一钱 贝母一钱 薄荷七分 黄连五分，每一两，用吴茱萸二钱，水拌，炒焦色合用。

青皮饮

青皮 厚朴 白术 柴胡 草果仁 茯苓 黄芩 半夏 甘草

此方以柴胡为主。大抵寒热往来，属少阳经证，故用以为君，草果厚朴所以化食，青皮半夏所以祛痰。寒多者，可加肉桂。热多者，可加黄连。

草果饮 治脾胃有郁痰伏涎者，元气壮强者可用。虚者莫用。

草果 常山 知母 乌梅 槟榔 甘草 穿山甲

赵以德云：知母性寒，入足阳明药。用治阳明独盛之火热，使其退就太阴也。草果性温药，治足太阴独盛之寒，使其居于阳明也。二经合和，则无阴阳交错之变，是为君。常山主吐胸中痰结，是为臣。甘草和诸药，乌梅去痰，槟榔除痰癖，破滞气，是佐药。穿山甲者，以其穿山而居，遇水而入，则是出阴入阳，穿其经络于荣分，以破暑结之邪，为之使也。

白虎汤加桂方 治瘅疟。若脉虚弱，不宜。

石膏一斤 知母六两 甘草二两 桂枝去皮，三两 糯米二合

每服五钱。

蜀漆散 治牡疟。见《金匮》。

蜀漆烧去腥 云母烧三夜 龙骨各等分

上为散。未发前，以浆水服半钱匕。如温疟，加蜀漆一钱，临发时服一钱匕。

牡蛎汤 治牡疟。

牡蛎四两，熬 麻黄去节 蜀漆各三两 甘草二两

水八升，先煮蜀漆，麻黄去沫，得六升，内诸药，煮取二升，温服一升。若吐则勿更服。

理中汤 此方专治太阴疟，必加肉桂一钱乃效。

人参二钱 白术二钱 干姜钱半 炙甘草一钱

痢疾论

痢者，古名滞下是也。里急后重，逼迫恼人。或脓或血，或脓血相杂，或无糟粕，或糟粕相杂，或肠垢，或痛或不痛，或呕或不呕，或发热或不发热，当详辨其阴阳、寒热、虚实而施治。不可偏执一见也。

《原病式》云：利为湿热甚于肠胃，怫郁而成。其病皆热证也，俗以白痢为寒误也。世有用辛热药而愈者，盖病

微，得热则郁结开通，气和而愈。甚者其病转极。故治痢者，必用寒以胜热，燥以胜湿，少加辛热佐之，以为发散开通之用，如此无不愈者。

丹溪谓仲景可下者，悉以承气汤下之。大黄之寒，其性善走，佐以厚朴之温，善行滞气。缓以甘草之甘，饮以汤液，荡涤肠胃，滋润轻快，积行即止。禁用砒、丹、巴、硇等药，恐其暴悍毒气，有伤肠胃清纯之气。又谓局方例用热药为主，涩药为佐，用之于下痢清白者犹可，其里急后重，经所谓下重者，皆属于火，又加温热之药，非杀而何？按前论，皆专主寒治之说，以为痢发于秋，是暑月郁热所致。其理甚著，其议论亦和平，但不详所以致郁热者，多因暑热酷烈，过饮冰水，过食生冷，热为寒郁，久而为沉寒积冷者，亦有之。不可泥定是热，当辨证切脉。真知其有热积，方可用大黄。若系寒积而用大黄，不惟不愈，反增痛极而危矣。大凡下热痢用大黄，下寒痢用巴豆，有是病则服是药。详按古人之成法，不容毫发差谬。《内经》通因通用，原有两条：有酒蒸大黄，有蜡丸巴豆，分析甚明，不可不考也。又谓温热之药，用于下痢清白者犹可，则纯红血痢者，必不可用温热矣。然王海藏有云：暑月血痢，不用黄连，阴在内也。《本草衍义》云：有一男子暑月患血痢，医以凉药逆治，专用黄连、木香、阿胶。此病始感便治则可，病久肠虚理不可服。逾旬几至委顿，理当别治此一段论。又见《证类本草·序》中。海藏云：杨师三朝大醉，至醒发大渴，饮冷水三巨杯，次日又饮茶三碗，后病便鲜血，四次约一盆。先以吴茱萸丸，翌日又以平胃五苓各半散，二大服血止。复白痢，又以感应丸四服，白痢乃止。其安如故。或问曰：何为不用黄连之类以解毒，而所用者温热之剂乎？予曰：若用寒凉，其疾大变难疗。寒毒内伤，复用寒凉，非其治也。况血为寒所凝，浸入大肠间而便下，得温乃行，所以用热药其血自止。经曰：治病必求其本，此之谓也。胃既得温，其血不凝而自行，各守其乡矣。举此为例，可见不可偏执用寒之说。倘有遇血痢者，不可偏见以为热也。

大抵后重者宜下，腹痛者宜和，身重者宜除湿，脉弦者去风，脓血稠粘者，以重药竭之。身冷自汗者，以毒药温之。风邪内缩者，宜汗之。滑泄不及拈衣者，止涩之。鹜溏为利，宜温之而已。必当求其所因，辨其阴阳而治之，斯得之矣。

世人一见滞下，不分寒热阴阳虚实，便以大黄汤荡涤之，是重剂也。其次以黄芩芍药汤和之，是轻剂也。香连丸是常药也。当归芍药和其血，槟榔枳壳调其气。见有血色者，红花、生地、地榆、以凉其血，黄连黄柏以清其火。朝夕更医，出入增减，不过如此，已濒于危。犹曰：血色依然，腹痛未减，谁敢温补？死而无悔，伤哉，伤哉！

凡腹痛后重，小便短少，口渴喜冷饮，大肠口燥辣，是为挟热下痢。前法固宜，若腹痛口不渴，喜热饮，小便清长，身不热，腹喜热手熨者，是为挟寒下痢，须理中姜桂温之。至于初起受病，原系热痢，迁延日久，各证不减，或反加重，理当别治，竟作虚看。须用补中益气一升一补，倍加参芪温补。如小腹重坠，切痛奔豚，此兼属少阴症，急加吴萸、肉桂、破故纸、肉果，甚则加附子。如有纯血者，加炒黑干姜。虚回而利自止。若必待血清利止而后补，亦晚矣。

世间似痢非痢者多，东垣云：饮食有伤，起居不时，损其胃气，则上升清华之气，反从下降，是为飧泄。久则太阴传少阴，而为肠澼，里急后重，脓血交错，数至圊而不能即便者。专用补中益气汤为主，使升降之道行，其痢不治而自消矣。余法东垣，凡有热者，加姜炒黄连；有寒者加姜桂；兼小腹痛者，用建中汤；有风湿者，加防风、羌活；肝气乘脾者，倍柴胡，加芍药木香；滑泄者，加粟壳、诃子。如此温补不愈，又当别治。经曰：热之不热，是无火也。无火者，益火之原，急补命门之火，以生脾土之母。此万举万全之策也。

又有一等阴虚似痢者，即五泄中大瘕泄者，是也。经曰：里急后重，数至圊而不能便，必茎中痛。褚氏云：阴已耗而复竭之，则大小便牵痛。愈痛则愈便，愈便则愈痛。其证红白相杂，里急后重，悉似痢疾，必小便短涩而痛，或不通而痛，或欲小便而大便先脱，或欲大便而小便自遗，两便牵引而痛。此肾虚之危证，急以八味地黄，加补骨脂、肉豆蔻、阿胶，兼理中汤加升麻桂附，相继间服，庶可挽回。世以痢药致毙者，不可枚举，其详见“先天要论”泄泻条内。

有一等积滞已少，但虚坐努，责此为下多亡血。倍用当归为主，生血药为佐，血生自安。此是血虚阴证。

后重有二，邪气坠下者，圊后不减；虚努不收者，圊后随减。此可以辨虚实。

有一等噤口痢者，汤药入口随出，在下缠住急迫，多因热毒炽盛，逆冲胃口，胃气伏而不宣。急用黄连以吴茱萸炒过，拣去茱萸，共人参等分，加糯米一撮，浓煎一盏，细口一匙一匙润下。但得二三匙咽下，便不复吐矣。如吐再服。有一等寒气逆上者，用温补之药调之，其病易治。

有一等休息痢者，经年累月，愈而复发。此系寒积在大肠底，诸药所不到。独巴豆一味研炒，蜡丸如龙眼大，空腹服之，再不复发。此亦通因通用之法也。

不肖体素丰，多火善渴，虽盛寒，床头必置茗碗，或一夕尽数瓯。又时苦喘急，质之先生，为言此属郁火证，常令服茱连丸。无恙也。丁巳之夏，避暑檀州酷甚。朝夕坐冰盘间，或饮冷香薷汤，自负清暑良剂。孟秋痢大作，初三昼夜下百许，次红白相杂，绝无渣滓，腹胀闷，绞痛不可言。或谓：宜下以大黄。先生弗顾也，竟用参术姜桂渐愈。犹白积不止，服感应丸而痊。后少尝蟹螯，复泻下委顿，仍服八味汤，及补剂中重加姜桂而愈。夫一身历一岁间耳，黄连苦茗，曩不辍口。而今病以纯热瘥。向非先生，或投大黄凉药下之，不知竟作何状？又病室孕时，喘逆不眠，用逍遥散立安。又患便血不止，服补中黑姜立断，不再剂。种种奇妙，未易殚述，噫！先生隔垣见人，何必饮上池水哉！闻之善赠人者以言，其永矢勿谖者。亦以言，不肖侏儒未足为先生重，窃以识明德云尔。四明弟子徐阳泰顿首书状。

世有疟后痢，有痢后疟者。夫既为疟后发泄已尽，必无暑热之毒，复为痢疾。此是元气下陷，脾气不能升举，似痢非痢也。既为痢后下多则亡血，气又随痢散，阴阳两虚，阳虚则恶寒，阴虚则恶热，故寒热交战，似疟非疟也。俱作虚论，俱用补中益气加温补，其病自愈。

有一孕妇疟、痢齐发，医治两月余，疟止而痢愈甚。又加腹痛饮食少进。延余视之，余曰：虚寒也。以补中益气加姜桂，一服痢止太半。再一服，而反加疟病大作，主人惊恐。余曰：此吉兆也。向者疟之止，乃阴盛之极，阳不敢与之争。今服补阳之剂，阳气有权，敢与阴战，再能助阳之力，阴自退听。方中加附子五分，疟痢齐愈。大服补剂，越三月产一子，产后甚健。

大黄汤

用大黄一两，剉碎

好酒二大盏，浸半日，煎至一盏半，去渣，分作二服。痢止勿服。如未止再服，取利为度。

芍药汤

芍药一两　当归　黄连　黄芩各五钱　肉桂二钱半　大黄　甘草　槟榔　木香一钱

上九味，每服五钱，水二钟，煎至一钟。

香连丸

黄连净，二十两，用吴茱萸十两同炒焦，拣去茱萸不用　木香五两，不见火

上为细末，醋糊丸，如桐子大。每服三十丸，米饮下。

感应丸　新旧冷积并可治。此方神妙不可言，虽有巴豆不令人泻下，其积自然消化。

南木香　肉豆蔻　丁香各一两半　干姜炮，一两　百草霜二两　巴豆七十粒，去皮心膜，研，去油　杏仁一百四十粒，去皮尖

上前四味为末，外入百草霜研，巴豆与杏仁另研细末，同和匀。用好黄蜡六两，溶化成汁，以重绢滤去渣，更以好酒一升，于砂锅内，煮蜡数沸倾出。酒冷其蜡自浮于上，取蜡秤用，丸用清油一两。铫内熬令香熟。次下蜡四两，同化成汁。就铫内乘热拌和前药末，捏作锭子，丸如豆大，每服三十丸。姜汤空心送下。

杨子建云：世人有患疫毒痢。初得时，先发寒热，忽头痛壮热，思入凉室，思吃冷水，狂言狂走，浑身肌肉疼痛，手不可著，忽下痢，或白或赤，或赤白相杂，此证难治。此系太岁在中，其年春夏之内，多有寒肃之化，阳光少见，寒热二气，更相交争。忽于夏月多寒热之化，寒邪犯心，水火相战，所以先发寒热。水火相犯，血变于中，所以多下赤痢。如紫草色，如苋菜色者，寒邪犯心之重也。白色者尚轻，赤色者渐重，赤白相杂者，气血相等，寒热之气相搏也。治诸证之法，先夺其寒，以后随证调理。

万全护命方

麻黄去根节　官桂去粗皮，各七钱半　大川芎　白术各二两　藁本　独活　桔梗　防风　芍药　白芷各半两　丹皮　甘草各二钱半　细辛三钱三分　牵牛一钱七分

上为细末，每服二钱，热汤调下，和渣热服。若服此药后，寒热已退，赤痢已消减，便修合第二方：

诃子五枚，用面裹火煨熟，去核为细末。每服二钱匕，以米汤一盏半，煎取一盏，空心和渣服。

服前二方药，病势已减，所下之物止余些小，或下清水，或如鸭溏，或只余些小红色，宜修合第三方。以牢固

大肠，还复真气。

舶上硫黄一两，去砂，细研为末　薏苡仁二两，炒，研为末

上二味和匀，滴熟水为丸，如桐子大。每服五十丸，空心米汤下。

方剂索引

七画

八画

九画

十画

十一画

十二画以上

28